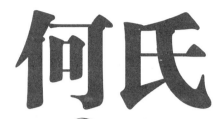

何氏养生保健灸法

何天有　何彦东　编著

U0273070

中国中医药出版社

·北　京·

图书在版编目（CIP）数据

何氏养生保健灸法 / 何天有，何彦东编著 . —北京：中国中医药出版社，2016.6

ISBN 978-7-5132-3205-0

Ⅰ.①何… Ⅱ.①何… ②何… Ⅲ.①针灸疗法 Ⅳ.① R245

中国版本图书馆 CIP 数据核字（2016）第 044086 号

中国中医药出版社出版

北京市朝阳区北三环东路 28 号易亨大厦 16 层

邮政编码　100013

传真　010 64405750

北京市泰锐印刷有限责任公司印刷

各地新华书店经销

*

开本 710×1000　1/16　印张 15.5　字数 226 千字

2016 年 6 月第 1 版　2016 年 6 月第 1 次印刷

书号　ISBN 978-7-5132-3205-0

*

定价　39.00 元

网址　www.cptcm.com

作者简介

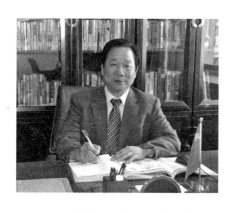

何天有，男，1953年4月生，毕业于北京中医学院（现北京中医药大学）中医系，现已从事中医针灸临床、教学、科研工作40余年。曾任甘肃中医学院（现甘肃中医药大学）附属医院副院长、甘肃中医学院针灸骨伤学院副院长、甘肃中医学院针灸推拿系主任。现任甘肃中医药大学皇甫谧针灸研究所所长、甘肃省针灸推拿医学中心主任、全国针灸临床研究中心甘肃分中心主任、中国针灸学会常务理事、甘肃省针灸学会常务副会长，为甘肃中医药大学教授、主任医师、博士生导师，首席专家，北京中医药大学、中国中医科学院博士生导师（师承），国家级名中医，甘肃省名中医，甘肃省第一层次领军人才，国家重点针灸专科、国家中医药管理局重点针灸学科带头人，全国第四、第五批老中医药专家学术经验继承工作指导老师。1992年获甘肃省医德医风先进个人，2002年在援外医疗期间获马达加斯加共和国总统骑士勋章。在国内外医学刊物发表学术论文100余篇，出版医学专著10部，主持完成国家自然基金等各级科研项目10余项，获省部级科技进步奖2项，地厅级科技进步奖8项，国家专利6项。

前　言

　　中医学的治疗方法主要有灸法、针法、汤药，可谓"三足鼎立"。灸法的产生则早于针法与汤药，它是中医学中最古老的一种治疗方法。吴亦鼎在《神灸经纶》中说："夫灸取于火，以火性热而至速，体柔而用刚，能消阴翳，走而不守，善入脏腑，取艾之辛香做炷，能通十二经，入三阴，理气血，以治百病，效如反掌。"概括说明了灸法治病的特点与效果。灸法又有"针之不为，灸之所宜"，"药之不及，针之不到，必须灸之"的说法，即有些针药难以治愈的疾病，需用艾灸治疗。

　　灸法不仅能治病，而且能防病。唐代孙思邈在《备急千金要方》中指出："宦游吴蜀，体上常须两三处灸之……则瘴疠，瘟疟之气不能着人。"早在《庄子》中就有圣人孔子"无病自灸"的记载。《扁鹊心书》又说："人于无病时，常灸关元、气海、命门、中脘，虽未得长生，亦可保百余年寿矣。"所说的就是延年益寿的保健灸法。现代研究也证实了艾灸可增强机体的免疫力，提高机体的抗病能力，为强身防病的有效方法。

　　艾灸是一种行之有效的养生保健自然疗法，从古到今，一直被人们所推崇。在人们重视养生保健的今天，通过艾灸养生保健犹如枯木逢春一样火热了起来。当你打开电视，发现关于艾灸的养生保健讲座逐渐增多，在新华书店，艾灸养生保健的书籍更是琳琅满目，各种艾灸养生保健的学习班、广告更是满天飞，各地的艾灸养生保健馆，像雨后春笋一样发展起来，就连一些足浴店、按摩店、美容店等机构也都在做艾灸保健。在我看来，现在的艾灸养生保健市场有点乱，急需要规范。同时，我从专业的角度在思考，怎样做好艾灸的养生保健呢？我在完成了《何氏药物铺灸疗法》《何氏铺灸治百病》《灸治百病》的著作与有关研究外，又对养生保健灸法进行了探讨与研究，系统总结了自己的临床经验，在继承与发扬的基础上，进行不断创新，历经六载，终于完成了《何氏养生保健灸法》一书。本书共分十章，分别论述了养生保健灸法的中医学基础、养生保健灸法的作用机理与养生保健灸法的腧穴及其方法等内容，创新了循经灸法、循回灸法、药物铺灸疗法等养生保健新灸法。

在养生保健灸法的应用中，首先，把人体的阴阳、脏腑、气血与经络作为重点，创立了阴阳、脏腑、气血与经络的养生保健灸法。第二，根据中医治未病的理论，制订了养生防病、冬病夏治、延年益寿、美容养颜、降脂减肥、戒烟、戒酒等灸法。第三，根据不同的重点部位施灸，总结出了益智健脑、固齿乌发、聪耳明目及颈、肩、肘、腰、膝的养生保健灸法。第四，根据年龄、性别的不同，创建了儿童、青壮年、中老年、女性、男性的养生保健灸法体系，并在应用时注重辨证论治与辨证施灸，提高了灸疗效果。

本书以理论与应用相结合、继承与创新相结合、保健与防病相结合，努力达到系统性、科学性与实用性的统一。希望它能对养生保健灸法的理论与实践起指导作用，也能为养生保健灸法的继承、发扬与创新，尽一份自己的责任。由于水平有限，不妥之处在所难免，敬请指正。

何天有

2016 年 3 月

目录
CONTENTS

***

第一章　养生保健灸法概述 ⋯⋯⋯⋯⋯⋯⋯⋯⋯⋯⋯⋯ 1

第二章　养生保健灸法的起源与发展 ⋯⋯⋯⋯⋯⋯⋯ 5

第三章　养生保健灸法的中医学基础 ⋯⋯⋯⋯⋯⋯⋯ 13

　　第一节　阴阳五行学说 ⋯⋯⋯⋯⋯⋯⋯⋯⋯⋯⋯⋯ 14

　　第二节　脏腑学说 ⋯⋯⋯⋯⋯⋯⋯⋯⋯⋯⋯⋯⋯⋯ 23

　　第三节　气血津液学说 ⋯⋯⋯⋯⋯⋯⋯⋯⋯⋯⋯⋯ 34

　　第四节　经络学说 ⋯⋯⋯⋯⋯⋯⋯⋯⋯⋯⋯⋯⋯⋯ 42

第四章　养生保健灸法的作用机理 ⋯⋯⋯⋯⋯⋯⋯⋯ 61

第五章　养生保健灸法的常用腧穴与应用 ⋯⋯⋯⋯⋯ 69

　　第一节　头面部腧穴 ⋯⋯⋯⋯⋯⋯⋯⋯⋯⋯⋯⋯⋯ 70

　　第二节　四肢、躯干部腧穴 ⋯⋯⋯⋯⋯⋯⋯⋯⋯⋯ 75

　　第三节　胸腹部腧穴 ⋯⋯⋯⋯⋯⋯⋯⋯⋯⋯⋯⋯⋯ 87

　　第四节　颈背部腧穴 ⋯⋯⋯⋯⋯⋯⋯⋯⋯⋯⋯⋯⋯ 93

第六章　养生保健灸法的取穴原则与配穴方法 ⋯⋯⋯ 101

　　第一节　取穴原则 ⋯⋯⋯⋯⋯⋯⋯⋯⋯⋯⋯⋯⋯⋯ 102

第二节 配穴方法 …………………………………………… 104

第七章 养生保健灸法的材料与常用灸法 ……………… 109

第一节 天赐神草——艾叶 ……………………………… 110

第二节 常用灸法 ………………………………………… 112

第八章 何氏养生保健灸法 …………………………… 115

第一节 循经灸法 ………………………………………… 116

第二节 循回灸法 ………………………………………… 117

第三节 药物铺灸疗法 …………………………………… 117

第九章 养生保健灸的体位、禁忌、灸后调养 ………… 153

第一节 体位的选择 ……………………………………… 154

第二节 禁忌 ……………………………………………… 155

第三节 灸后调养 ………………………………………… 156

第十章 何氏养生保健灸法的应用 …………………… 157

第一节 调节阴阳 ………………………………………… 158

第二节 脏腑保健 ………………………………………… 164

第三节 补益正气 ………………………………………… 174

第四节 补血养血 ………………………………………… 176

第五节 保养经络 ………………………………………… 177

第六节 益智健脑 ………………………………………… 203

第七节 聪耳明目 ………………………………………… 204

第八节 固齿乌发 ………………………………………… 205

第九节 强壮益寿 ………………………………………… 206

第十节 防病养生 ………………………………………… 209

第十一节 美容养颜 ……………………………………… 210

第十二节　减肥养生 ……………………………………………… 211

第十三节　戒烟养生 ……………………………………………… 213

第十四节　戒酒养生 ……………………………………………… 213

第十五节　冬病夏治 ……………………………………………… 214

第十六节　颈部保健 ……………………………………………… 216

第十七节　肩部保健 ……………………………………………… 217

第十八节　肘部保健 ……………………………………………… 219

第十九节　腰部保健 ……………………………………………… 220

第二十节　膝部保健 ……………………………………………… 222

第二十一节　儿童保健 …………………………………………… 223

第二十二节　青壮年保健 ………………………………………… 226

第二十三节　中老年保健 ………………………………………… 227

第二十四节　女性保健 …………………………………………… 230

第二十五节　男性保健 …………………………………………… 234

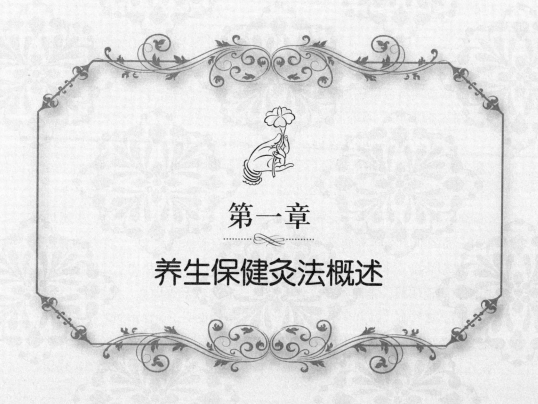

第一章

养生保健灸法概述

灸法，是应用艾叶作为原料，制成艾炷或艾条，在人体的经络腧穴上进行施灸的一种方法。施灸时，将艾炷或艾条点燃，应用不同的燃烧法或灸法，直接或间接地以适当的温热刺激，通过经络的传导作用，发挥疏通经络、调节脏腑功能、扶正祛邪等作用，达到防病治病和养生保健之目的。

灸法具有独特的养生保健作用，一是指防病，即未病先防，孙思邈在《备急千金要方》中指出："宦游吴蜀，体上常须两三处灸之……则瘴疠、瘟疟之气不能着人。"二是指养生保健，《庄子》记载圣人孔子"无病自灸"。《扁鹊心书》又说："人于无病时，常灸关元、气海、命门、中脘，虽未得长生，亦可保百余年寿矣。"所说的就是延年益寿保健灸法。三是指治疗疾病，吴亦鼎在《神灸经纶》中说："夫灸取于火，以火性热而至速，体柔而用刚，能消阴翳，走而不守，善入脏腑，取艾之辛香做炷，能通十二经，入三阴，理气血，以治百病，效如反掌。"概括说明了灸法治病的特点与效果，从养生保健的角度来讲，病治好了，自然能够延年益寿。四是指有些疾病虽不能治愈，但可以用灸法减轻病情，或防止其加重，以达带病延年益寿之目的。

灸法养生保健与防病治病，是因为灸法有平衡阴阳、调节脏腑功能、补益气血津液、疏通经络的作用机理。阴阳平衡，脏腑功能正常，气血津液充足，经络畅通，自然能身体强健，延年益寿，"正气存内，邪不可干"，正气充盛，没有邪气的侵袭，则疾病减少，人体安康。故灸法的应用，要以中医理论为指导，以平衡阴阳，调整脏腑，补益气血，扶正祛邪，疏通经络为大法。

现代研究证明，灸对机体免疫、呼吸、消化、生殖、神经内分泌等系统，以及对炎症渗出、镇痛、杀菌等综合作用等都有深远的影响。目前国际上对灸疗具有温热刺激效应、非特异性自体蛋白疗法学说、非特异性应激反应等几种看法。经常温灸机体相应腧穴，亦可激发体内阳气，疏通经络，自动优化机体调控功能，而健体强身与防病治病。

如何做好灸法的养生保健呢？我认为，要从以下方面做起：首先，应学习灸法的中医学基础，如阴阳五行、脏腑、气血津液、经络学说等理论，在中医理论的指导下，开展养生保健灸法。第二，养生保健灸法是通过灸疗经络腧穴而发挥作用的，故一定要熟知经络腧穴在养生保健灸法中的应用，并掌握其取穴与配穴方法。第三，要熟练掌握养生保健的不同灸法，才能在养生保健时正确应用。第四，养生保健灸法要针对关乎人体生理功能与影响健康长寿的重要因素进行，如阴阳、脏腑、气血、经络的养生保健等。第五，养生保健灸法要根据人们对健康长寿与延缓衰老的需求进行，如延年益寿、益智健脑、聪耳明目、固齿乌发、美容养颜、防病养生等。第六，养生保健灸法可根据人体的不同部位进行，它们在人体的功能活动中起重要作用，也是疾病的好发部位，如颈、肩、肘、腰、膝部等。第七，养生保健灸法中，要针对不同的年龄、性别进行，因为它们在生理功能、体质、发病等方面不同，养生保健的重点也有差别，如儿童、青壮年、中老年、女性、男性等。第八，养生保健灸法，要充分发挥治未病与防病的作用，如防病养生保健灸法、冬病夏治灸法等。第九，养生保健可戒除一些不良生活习惯或由此造成的疾病，如戒烟、戒酒、降脂减肥的养生保健灸法。第十，养生保健灸法，要在继承传统灸法的基础上，进行不断发扬与创新，才能适应养生保健的需求，提高养生保健灸法的疗效。何氏养生保健灸法中的循经灸法、循回灸法、药物铺灸疗法，创新了养生保健灸法，扩大了养生保健灸法的应用范围，提高了灸疗效果。

在灸法的应用中，应在中医整体观和辨证论治的指导下，辨证论治，辨证用药，循经选穴，因证施灸。针对不同的体质与病症，应用不同的灸法，才能正确施灸，以发挥更好的作用。

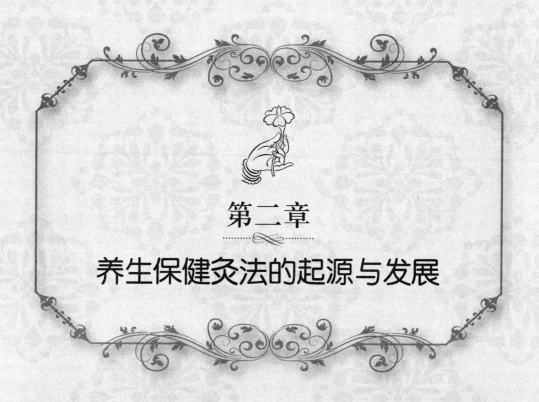

第二章

养生保健灸法的起源与发展

一、火的使用是养生保健灸法的萌芽

早在 50 万年前，我国已发明了火的使用，人类便与火结下了不解之缘，火不仅给了人温暖，也改变了人类的饮食习惯，用火"炮生为熟""以化腥臊"，使人们脱离了"生吞活剥，茹毛饮血"的动物世界，故将人的生活称为"人烟"，火与人类共存。

原始人在以火取暖，烧烤食物时，受到火的烘烤而感到舒适，当身体某一部位产生病痛时，用烧灼方法来减轻病痛，特别是因寒冷而致的疾病也得到了缓解。在用火的过程中，发生了身体某些部位的皮肤烧灼或烫伤，也意外发现某些疾病得到了减轻或消失，并不断积累了经验。汉代许慎《说文解字》曰："灸，灼也，从火。"故灸从火，灸字从火从久。

二、艾叶的使用产生了养生保健灸法

早在春秋战国时期，人类已开始用艾叶施灸，《孟子·离娄·桀纣章》云："今之欲王者，犹七年之病，求三年之艾也。"指出艾灸的效果卓著，可医治旧病，起沉疴。相传孔圣人平时很重视用艾灸养生保健。《庄子》中曾记载，孔子"无病而自灸"，才身体强壮，周游列国。先秦名医扁鹊在治虢太子尸厥时，让弟子子阳取外三阳五会而使太子复苏，又和弟子子豹灸熨两胁下，而见太子坐起。《黄帝内经》中云"灸则强食生肉"，是指艾灸有增强消化功能、促进机体健壮的作用，早就成为我国古代治病强身、延年益寿之术。

随着社会的进步与发展，中医学为我国人民防病治病和繁衍昌盛做出了突出贡献。灸法作为中医学的一个重要组成部分，也得到了进一步发展。

灸法的养生保健作用也被历代医家所重视，更被人民群众所接受。唐代名医孙思邈非常重视艾叶的养生保健，他常年坚持艾灸，年逾百岁而不衰，神采奕奕，精力充沛而著书立说，为历代医家之楷模。又据传商代寿星柳公度，是善用艾灸养生保健的老者，年逾八十，依然身体健壮，追问其故，答曰："余旧疾多病，常苦短气，医者教灸气海，气隧充足，每岁一二次灸之，以求气怯故也。凡脏气虚备及一切真气不足，久疾不瘥，皆宜灸之。"据中医医籍记载与历史资料表明，艾灸已成为一种养生保健的重要方法，深受历代人民的青睐。我国民间早有谚语，"家有三年艾，郎中不用来"，民间还有在端午节时"悬艾人，戴艾虎，饮艾茶，食艾糕，熏艾叶"等民俗，说明艾叶为艾灸必不可少的材料，艾叶的药理作用与灸疗的作用相结合，是艾灸养生保健的关键。

关于艾叶与艾灸，在清代吴仪洛的《本草从新》中说："（艾叶）苦辛，生温，熟热，纯阳之性，能回垂绝之阳，通十二经，走三阴，理气血，逐寒湿……以之灸火，能透诸经而除百病。"说明艾灸能扶正祛邪，强身健体，延年益寿。又据现代研究，艾叶具有抗病毒、抑菌、止咳平喘、抗过敏、降血压、镇静除热、调节脏腑功能、增强免疫力等功效；艾灸有明显的强壮作用，对很多疾病有预防和治疗作用，可使气血旺盛，经络畅达，促进新陈代谢，恢复人体正气，祛除体内病邪，从而达到防病治病、延缓衰老之目的。

三、灸法的理论与实践，促进了养生保健灸法的发展

灸法，从人类发明和使用火开始萌芽，到了春秋时期的《史记》等文献中就有很多记载。特别是最早的中医经典著作《黄帝内经》，首先奠定了针灸学的理论基础，较为完整地论述了经络腧穴的理论、刺灸方法和临床治疗，为针灸学的第一次大总结。《黄帝内经》曰："镵石针灸治其外也。""其治以针艾。"将艾叶作为灸疗的主要材料，将艾作为灸法的代名词。又云："以火补之，毋吹其火，须自灭也；以火泻者，疾吹其火，传其艾，须其火灭也。""气盛泻之，虚则补之。"提出了灸法的补泻。还云："灸寒热之法，先灸大椎，以年壮为数，次灸橛骨，以年壮为数。""治癫疾

者……灸穷骨二十壮。"对艾灸的部位、壮数都有定数可言。养生保健灸法有"灸则强食生肉"等效果，对针灸与养生保健的应用与发展，具有划时代的意义。

东汉张仲景所著《伤寒杂病论》，有关灸法的论述有十二条，对灸法的应用与禁忌证又有发挥，其中三条是用来治疗少阴病，强调三阴宜灸。其中八条述禁忌证，多为太阳病慎用火法发汗，致使病情骤变或加重。对很多病症都有"可火""不可火""不可火攻之"的记载。对后世灸法的发展和养生保健的应用有着重要意义。

西晋皇甫谧所著《针灸甲乙经》是现存最早的一部针灸学专著，是继《黄帝内经》之后对针灸学的又一次总结。其汇集了《素问》《针经》《明堂孔穴针灸治要》的内容，全面论述了针灸学理论，发展并确定了349个腧穴的位置、主治、操作，介绍了针灸方法、禁忌证和常见病的治疗，记载了有关腧穴养生保健的作用。并在腧穴下注明艾灸的壮数，其发灸疮之说，是化脓灸的最早记载。其后的足三里瘢痕灸法用于养生保健灸法中，也由此而来。对禁忌证等方面作了明确的规定，使后世的养生保健灸法有据可循。把养生保健灸法专门化、系统化，对养生保健灸法的发展起了重要的推动作用。

东晋葛洪注重灸法，在其著作《肘后备急方》中收录针灸医方109条，其中99条为灸方。《肘后备急方》三卷，对猝死、五尸、霍乱吐利等急症、危症采用灸法治疗。可见，灸法不但治疗虚寒证，而且可以治疗急症、重症。《肘后备急方》还首创了隔物灸，如隔盐灸、隔蒜灸、川椒灸等。葛洪之妻鲍姑，精于灸法，以灸治疣瘤而闻名，是我国针灸史上第一位女灸师。另外，应用腊灸，使用瓦甑灸，为器械灸的先驱，也为艾灸治疗仪、温灸器等在养生保健中的应用，起到了指导作用。

隋唐时期，灸法最为盛行。唐代已有专职"灸师"之称，韩愈有诗曰："灸师施艾炷，酷若猎火围。"灸法已发展为一门独立的学科。孙思邈在《备急千金要方》一书中，立针灸上、下两篇，在内、外、妇、儿诸篇中应用灸法治疗的条文甚多，其中，养生保健的论述也建树颇多，对各种疾病引起的人体衰老现象应用灸法进行防治。灸法的应用方面，指出了施灸的强度要根据患者的年龄、体质、部位、病情的不同而灵活掌握，灸的顺序要有先后，操作要正确。正如"炷令平正着肉，火气乃至病所也"。孙氏用灸法治疗热病，以灸法使"火气流行"，使热毒蕴结之痈肿溃散。对黄疸、淋证等温热病及消渴、失精失血之阴虚内热病证亦用灸法取效，发展了灸法的临床适应范围。在《备急千金要方》中记载了隔物灸法，如隔蒜灸、隔盐灸、豆豉灸、黄腊灸、黄土灸、隔附片灸、隔商陆灸等，将艾灸与药物相结合用于临床，为养生保健灸法中的药物铺灸疗法、隔物灸法等，开创了广阔的前景。特别是孙氏注重疾病的预防与治疗，他说"上工医未病之病"，"神工则深究萌芽"。第一个提出了用灸法预防传染病，"凡入吴蜀游官，体上常须三两处灸之，勿令疮暂瘥，则瘴疠、温疟、毒气不能着人也，故吴蜀多行灸法"，为后世预防保健灸法的发展做出了贡献。在同一时代的王焘更是重视灸法，他在《外台秘要·中风及诸风方一十四首》中提出"灸为医中之大术，宜深体会之，要中之要，无过此术"。《外台秘要》在治疗部分中几乎都用灸方，以艾火治疗心疝、骨疽、偏风、脚气入腹等疑难病症，颇为实用。又有崔知悌著《骨蒸病灸方》，专门介绍用灸治疗痨病。唐太宗曾命太医甄权等人校订《明堂》，做《明堂人形图》，足见唐代对灸法与养生保健灸法的重视。

宋代著名的针灸学家王惟一重新考订明堂经穴，于1026年绘制成《铜人腧穴针灸图经》，医者按图取穴，按穴治病。其设计制造的两具铜人模型，外刻经络腧穴，内置脏腑，使针灸学有了直观的模具，促进了针灸学的全面发展与进步，也促进了养生保健灸法的全面发展与进步。

宋代医学家许叔微，著有《普济本事方》等著作，主张"阴证用灸"，"阴毒者，则药饵难为功矣。但于脐中灼艾，如半枣大，三百壮以来，以手足和暖为效"，为神阙保健灸法。并倡导"灸补肾阳"，重视灸法在肾的养生保健中的应用。

宋代窦材对灸法的养生保健灸法非常推崇，提倡"保命之法，灼艾第一"，强调阳气在人体生命活动中的重大作用，又说："医之治病用灸，如做饭需薪。"故在他的《扁鹊心书》中，所治病症几乎90%以上是用灸法，把灸法摆在了各种疗法之上。窦氏还提出了病宜早灸，灸可防病，并对灸的间隔时间与壮数提出了要求，"人至三十，可三年一灸脐下三百壮；五十可二年一灸脐下三百壮；六十可一年一灸脐下三百壮，令人长生不老"。

南宋针灸学家王执中撰《针灸资生经》一书，提倡针灸药饵，因证而施，但临床以应用灸法为多。他在针灸治疗前要寻求病人身上某些有反应的腧穴，按之酸痛，然后施灸，常取得很好的疗效，为"阿是穴"在养生保健灸法中的应用提供了可靠依据。他说："屡有人腰背伛偻来觅点灸，予意其是筋病使然，为点阳陵泉，令归灸即愈，筋会阳陵泉也。"又云："有老妪大肠中常苦里急后重，甚苦之……为按其大肠俞痛甚，令归灸之而愈。"再云："凡有喘与哮者，为按肺俞，无不酸痛，皆为缪刺肺俞，令灸而愈。"《针灸资生经》第三卷至第七卷论述保健灸法的内容很多，灸法有灸劳法、灸痔风、灸肠风、灸发背、膏肓俞灸、小儿胎疝灸等。

金元时期对灸法有了进一步的完善，主要贡献在"热证可灸"方面。刘守真明确指出"骨热……灸百会、大椎"，主张热用灸，有"引热外出""引热下行"的作用。朱丹溪在《丹溪心法·拾遗杂论》中指出："灸法有补火泻火，若补火，火燲至肉；若泻火，火不要至肉便扫除之。""火以畅达，拔引火毒，此从治之意。""大病虚脱，本是阴虚，用艾丹田者，所以补阳，阳生阴长故也。"说明热证有实热与虚热之分，灸法有攻有补，"泻引热下"，"养阴清热"。元代名医危亦林著《世医得效方》提出："阴虚疾势困重……则灼艾法为良。"进一步完善了"热证可灸"的理论。

明清时期针灸学家辈出，灸法论著颇丰，是针灸学发展的鼎盛时期。其中，杨继洲的《针灸大成》强调针灸并用，其第九卷论述灸疗凡41节，灸治各种急慢性疾病20种，对膏肓穴法、相天时、发灸疮及艾灸补泻等独有见解。

明初成书的《寿域神方》云："用纸实卷艾，以纸隔之点穴，于隔纸上用力实按之，待腹内觉热，汗出即瘥。"是用艾卷隔纸按压于穴位之上的实按灸法。艾卷灸法的出现，极大地改进灸材与灸疗方法，才有了以后的悬灸法（即离开皮肤一定距离而灸烤）。《神农黄帝真传针灸图》一书将药物掺入艾条中进行灸疗，名为"雷火针灸"及"太乙针灸"，是艾卷与药物相合，使养生保健灸疗有了进一步的发展。

明清时期又有创新，出现许多新的灸法，如"灯火灸"（用灯草蘸油点火在病人皮肤上直接烧灼的灸法）、"阳燧灸"（用铜镜聚集日光作为热源）、"桃枝灸"（用桃枝蘸麻油点燃后吹灭，趁热垫棉纸三五层熨灸患处）、《本草纲目》的"桑枝灸"（用桑枝点燃后吹熄用火，先灸患处）、《理瀹骈文续增略言》的"药锭灸"、《医宗金鉴》的"阳燧锭灸"、叶天士的"硫黄饼灸"、《本草纲目拾遗》的"硫朱灸"、《串雅外编》介绍的"鸡子灸"等，极大地丰富了养生保健灸疗学的内容。

明清时代继葛洪之后，对隔物灸又有了进一步发展，特别出现了很多隔药灸的灸疗方法。如明代的薛立斋在用隔物灸治疗外科疾病方面积累了丰富的经验，其隔蒜灸用于拔毒消肿，隔豉饼灸用于肿硬不溃或溃而不敛，隔附子饼灸用于疮陷而脓水清稀等；李时珍在《本草纲目》中用隔甘遂灸治疗二便不通；刘纯在《玉机微义》中用隔葱灸治疗疝气；张介宾在《类经图翼》中用隔蟾灸治疗瘰疬；楼英在《医学纲目》中用隔苍术灸治疗耳暴聋；龚廷贤在《寿世保元》中用隔巴豆饼灸治疗心腹诸疾、便秘；龚信在《古今医鉴》中用隔花椒灸治疗心腹胸背痛；顾世澄在《疡医大全》中用韭菜灸治疗疮疡；徐克昌在《外科证治全书》中用隔香附灸治疗痰核、瘰疬，用隔木香饼灸治疗跌打损伤；吴尚先在《理瀹骈文》中用隔槟榔灸治疗耳暴聋，用隔核桃灸治疗风湿骨痛；吴亦鼎在《神灸经纶》中用隔矾灸治疗痔疮等，将隔物灸广泛应用于养生保健灸法中。

四、新中国成立后，针灸医学得到了普及

政府十分重视继承和发扬祖国医学遗产，制定了中医政策，采取了一系列发展中医的措施，使针灸医学得到了前所未有的普及和应用，同时，养生保健灸法在医疗、科研、教学诸方面得到了很大的提高。

针灸学列入中医院校的必修课，大多数中医院校设立了针灸系，针灸人才辈出。全国各省市先后成立了一批针灸科研机构，国内外针灸学者用先进的科学研究方法，从艾叶的化学成分、艾灸药性作用、药理作用、局部治疗作用与整体治疗作用等方面进行了一系列的研究。研究结果表明，艾灸可提高机体的免疫功能，促进人体的抗病防御功能，具有保健与抗衰

老的作用；艾灸作用于循环系统，能使白细胞升高，具有抗炎作用；并对血液循环、血液流变学、血液动力学等均有明显的影响；艾灸足三里能显著提高脾虚患者的胃电波幅，促进肠胃蠕动，减少胃肠黏膜的损伤，与灸法治疗肠胃疾病机制有关；艾灸作用于神经内分泌系统，在中枢神经系统和大脑皮层的兴奋或抑制过度增强时，艾灸可使之恢复正常，并可改善肾上腺功能，调节内分泌。灸法的研究证实了传统灸法作用的机理，为养生保健灸法提供了重要的实验依据和参考价值。

灸法对世界医学也有很大的影响，早在6世纪，我国的针灸技术就传到朝鲜、日本。公元552年，我国曾将《针经》赠予日本钦明天皇；公元562年，吴人志聪携《针灸甲乙经》《明堂图》东渡扶桑，此后针灸学在日本广为流传，还仿唐代的医学制度设针灸专业。之后，针灸又传到东南亚、印度以及欧洲等100多个国家，成为世界医学的组成部分。随着人类疾病谱的改变及对化学药品危害性的认识，在人们追求回归自然、崇尚自然疗法的热潮中，灸法将更加受到世界人民的重视，养生保健灸法这一瑰宝，必将放射出更加绚丽夺目的光彩。

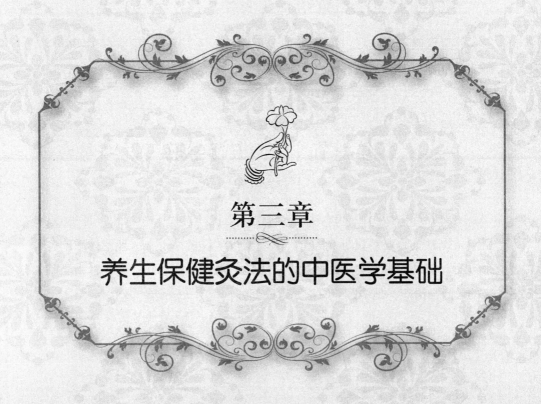

第三章

养生保健灸法的中医学基础

养生保健灸法应在中医学基础理论的指导下进行，所以掌握中医学基础非常重要。

第一节　阴阳五行学说

阴阳五行包括阴阳学说与五行学说，是我国古代唯物论和辩证思想，用以认识自然的世界观与方法论。阴阳五行学说贯穿于中医理论体系的各个方面，借以阐明人类生命的起源、人体的生理功能、病理变化，指导临床的诊断与治疗，是中医学的重要组成部分。

一、阴阳学说

1. 阴阳的基本概念

（1）阴阳具有普遍性

阴阳是对自然界相互关系的某些事物和现象对立双方的概括，含有对立统一的概念。它既可以代表两个相互对立的事物，也可以代表统一事物内部存在的相互对立的两个方面。也就是说，宇宙间的任何事物都可以概括为阴和阳两类，任何事物内部又可分为阴和阳两个方面，而每一事物中阴或阳的任何一方还可以再分阴阳，以至无穷。故《素问·阴阳离合论》说："阴阳者，数之可十，推之可百，数之可千，推之可万，万之大不可胜数，然其要一也。"

（2）阴阳具有相对性

事物的阴阳属性，并不是绝对的，而是相对的。这种相对性，一方面表现为一定的条件下，阴和阳之间可以发生相互转化，即阴可以转化为阳，阳可以转化为阴。另一方面，体现于事物的无限可分性，如以白昼和黑夜的分法，昼为阳，夜为阴，而上午和下午相对而言，则上午为阳中之阳，下午为阳中之阴；前半夜和后半夜相对而言，则前半夜为阴中之阴，后半夜为阴中之阳。所以，《黄帝内经》说："阴阳者，一分为二也。"唐代的王冰对《黄帝内经》中所说的"阴阳者，数之可十，推之可百，数之可千，推之可万，万之大不可胜数，然其要一也"作了注解，即"一，谓离合"，进一步说明了阴阳的相对性。

2. 阴阳的基本内容

（1）阴阳相互对立

阴与阳两个方面相互对立，它们之间相互制约、相互消长，不断取得动态平衡，以一年四季来说，有明显的温、热、凉、寒的气候变化，春夏之所以温热，是因为春夏的温热之气上升抑制了秋冬的寒凉之气。秋冬之所以寒凉，是因为秋冬阴气上升抑制了春夏的温热之气的缘故。自然界气候的变化，正是阴阳之气相互制约、消长的结果。

阴阳的相互制约的过程，也是相互消长的过程。人体的生理活动也是如此，白天是阳气盛，阴气弱；而阳主动，阴主静，动的力量较强，制约了静，所以白天人就显得精神振奋；黑夜是阴气盛，阳气弱，由于静的力量较强，制约了动，故人就显得精神困倦。以白天和黑夜相比，阴阳之间有多有少，并不平衡，但从整个昼夜来看，还是趋于相对平衡。

运用阴阳对立制约的原理，在机体的阴阳产生失调时，常用"寒者热之，热者寒之"的治疗方法。

（2）阴阳相互依存

阴阳学说认为，阴阳双方不仅是相互对立的，而且又是相互依存的，任何一方都不能脱离另一方而单独存在。这一阴阳相互依存的关系叫阴阳的相互依存。如上为阳，下为阴，没有上就无所谓下；寒为阴，热为阳，没有寒就无所谓热。所以说，阳依存于阴，阴依存于阳，每一方都以另一方的存在为自己存在的条件，正如《素问·阴阳应象大论》说："阴在内，阳之守也；阳在外，阴之始也。""守"是守于内，"使"是行于外，就是对阴阳相互对立关系的很好说明。这里的阴阳，主要是指事物与功能，即阴代表物质，阳代表功能。物质局域体内，所以说"阴在内"；功能表现与外，所以说"阳在外"。如果阴阳双方失去了相互存在的条件，就会导致所谓的"孤阴""独阳"，甚至出现"阴阳离决""精气乃绝"的情况，也就不能再生化互长了，人的生命也就停止了。

（3）阴阳的消长平衡

阴和阳之间对立制约，互根互用，并不是出于静止的和不变的状态，而是始终处于不断的运动变化之中。这种运动变化由盛而衰，由衰而盛，中医学称为"消长平衡"。阴阳的消长平衡大致有四种情况：一是阴或阳一方面自身的消长，如阴气在一日 24 小时中有盛有衰；二是指阴和阳互为消长，实际上是它们的互相制约；三是指阴阳之间的消长以互长为主的运动状态，即《黄帝内经》中说的"阳生阴长"；四是指阴阳之间消长以互消为主的运动状态，即"阳杀阴藏"。阴阳之间就是在这样的不断消长过程中，维持着相对的动态平衡，对人体来说也就能维持正常的生命活动。这种相对的动态平衡是很重要的。如果只有"阴消阳长"而无"阳消阴长"，或只有"阳消阴长"而无"阴消阳长"，即是破坏了阴阳的相对平衡，形成阴或阳的偏盛或偏衰，导致阴阳的消长失调。对人体来说，属病理状态，就是《黄帝内经》中说的"阴盛则阳病，阳盛则阴病；阳盛则热，阴盛则寒"。

（4）阴阳的相互转化

阴阳对立的双方，在一定条件下，可以各自向其相反的方向转化，阴可以转化为阳，阳可以转化为阴，从而事物的性质就发生了根本的改变。如果说"阴阳消长"是一个量变的过程，那么"阴阳转化"就是一个质变的过程。《素问·阴阳应象大论》所谓"重阴必阳，重阳必阴"，"寒极生热，热极生寒"，就是指的阴重可以转化为阳，阳重可以转化为阴，寒极时便有可能向热的方向转化，热极时便有可能向寒的方向转化。"阴阳消长"是"阴阳转化"的前提，而"阴阳转化"是"阴阳消长"的结果。

3.阴阳学说在养生保健中的应用

（1）说明人体的组织结构

人体是一个整体，但可以分割为阴、阳两部分。一般是：上部为阳，下部位阴；体表为阳，体内为阴；背为阳，腹为阴；五脏为阴，六腑为阳。再具体到每一脏腑，又有阴阳之分，如心有心阴心阳、肾有肾阴肾阳等。正如《黄帝内经》所说"人生有形，不离阴阳"。人体结构与脏腑等组织器官的联系，亦可用阴阳划分，人体生理功能均需阳的功能、阴的物质为基础而维持正常。

（2）说明人体的生理功能

中医学认为，人体的生命活动是阴阳两个方面保持着对立统一协调关系的结果。如人体的功能活动和组织结构等物质基础相对而言，则功能活动为阳，物质基础为阴，两者缺一不可，互相为用。

（3）说明人体的病理变化

阴阳平衡一旦造成破坏，就形成疾病。这些疾病，有的是阴或阳的偏盛，有的是机体阴或阳的偏衰，如果偏衰到一定程度，还会造成阴阳互损。另外，由于阴阳之间存在着相互转化的关系，所以阴阳失调所出现的病理现象，还可以在一定条件下，各自向其相反的方向转化，即阴证转化为阳证，阳证转化为阴证。

（4）用于诊断与防治

《黄帝内经》云："善诊者，察色按脉，先别阴阳。"人体衰老与疾病的发生，其根本原因是阴阳失调，都可用阴阳加以概括。首先要分清阴阳，在四诊时，例如望诊：色泽鲜明者属阳，晦暗者属阴；问诊：怕热、口渴、喜冷饮者属阳，怕冷、口淡不渴者属阴；闻诊：声音洪亮、口味与排泄物气味重者属阳，口味无异味、排泄物无异味者属阴；切诊：脉象浮、数、大、滑、实者属阳，脉迟、沉、小、涩、虚者属阴。在辨证时，首先用八纲辨证分清阴阳，以统领表、里、寒、热、虚、实，即表、热、实属阳，里、寒、虚属阴。再用脏腑辨证等辨证方法，分清心阴、心阳、肾阴、肾阳的虚实或气血津液的阴阳虚实等。

阴阳的失调，是人体衰老与疾病发生的根本原因，因此，调整阴阳平衡，为防治疾病与养生保健的基本原则。正如《黄帝内经》所言："谨察阴阳所在而调之，以平为期。"首先，用阴阳的理论为指导，顺应阴阳的变化，如"春夏养阳，秋冬养阴"等，做好人体的调护与养生保健。第二，施灸时，根据阴阳、脏腑、气血、经络的虚实，"虚则补之，实则泻之"。第三，灸药结合时，阳热者，配以寒凉的药物泻热，"热者寒之"；阴寒者，配以温热的药物温阳散寒，"寒者热之"；阴虚阳亢者，则需滋阴潜阳；阳虚不能治阴，则又需益阳以消阴，即"阳病治阴，阴病治阳"之意。

二、五行学说

1. 五行的基本概念

所谓"五行"，即木、火、土、金、水五种基本物质元素的运动变化。五行学说，就是古人用人们日常生活中最熟悉的木、火、土、金、水五种物质为代表来归属食物的属性，以五者之间相互资生、相互制约的关系来论述和推演食物之间的相互关系及其复杂的运动变化规律。

2. 五行的基本内容

五行学说的基本内容包括五行的抽象特征，五行的归类和演绎，五行之间的相生、相克、相乘、相侮。《尚书》中的"水曰润下、火曰炎上、木曰曲直、金曰从革、土爰稼穑"，对五行的特征作出了经典性的概括。具体有以下内容：

木曰曲直，是指树木的生长形态特征，引申为生长、升发、条达、舒畅等特征。

火曰炎上，是指火光向上、焚烧、极热，引申为温热、向上、升腾等特征。

土爰稼穑，稼为种植，穑为收获，引申为土的承载万物、化生万物、为万物之母的特征。

金曰从革，从为顺从，革为变革，引申为金的变革、肃杀、下降、洁净等特征。

水曰润下，是指水具有滋润、向下的特征，引申为具有寒凉、滋润、向下运行的特征。

3. 五行的推演和归类

五行学说是以五行的特性来推演和归类事物的五行属性，所以事物的五行属性，并不等同于木、火、土、金、水本身，而是将事物的性质和作用与五行的特性相类比，而得出事物的五行属性。如事物与木的特性相类似，则归属于木；与火的特性相类似，则归属于火等。

4. 五行的生、克、乘、侮

五行并不是静止的、孤立不变的，而是处于相生和相克的变化之中，相生与相克维持了相互协调平衡的整体性与统一性。如果五行之间的相生、相克的关系遭到破坏，就会产生相乘、相侮。故五行与五脏在生理上相互联系，在病理上相互影响。

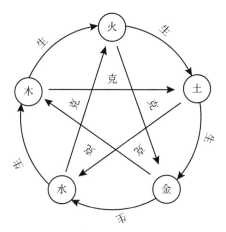

五行相生相克关系图

相生： 是指五行之间的每一行对另一行有促进、助长和滋生的作用，这是正常的现象。即木→火→土→金→水→木，依次递相资生，循环不息。这种相生，称为"生我"和"我生"，生者为母，被生者为子。如木生火，木为火之母，火为木之子，形成了一种母子关系。

相克： 是指木、火、土、金、水之间存在着有序地依次相克、制约的关系，这也是正常现象。即木→土→水→火→金→木，它们之间依次克制，循环不息。这种相克，又称为"克我"和"我克"。以火为例，则"克火"

者为"水","我克"者为"金"。五行之间的相克，使任何事物都受到克制，以防止太过与不及，维持相对平衡。

相乘：是指正常的相克遭到破坏后，出现的不正常的相克现象，是一种过度克制，有以强凌弱之意。五行中的某一行对被克的一行克制太过，引起异常反应；或由于被克的一方本身虚弱，不能忍受对方的克伐，从而出现克伐太过的病理现象。例如，肝木太过强盛，影响了脾土的功能，这叫"木"乘"土"，即肝气犯胃（土），或"肝旺乘脾"。或由于脾土本身不足，形成了木克土的力量相对过强，使脾土更加不足，又叫"土虚木乘"。

相侮：是指五行中的某一行过于强盛，对原来"克我"的一行进行反侮，即欺侮的意思。这种情况叫"反克"，或者叫相克的反向致病。如木侮金，本来是金克木，由于木过于强硬，金不但不能克木，反受到木的欺凌，类似老百姓所说的"不快的刀砍不动硬木，反而卷了刃"，临床上叫"木火刑金"。又如，木是克土的，若土本身虚弱，不但不能克土，反而变成土克木，这是一种反侮。

5. 五行在养生保健中的应用

（1）说明脏腑的生理功能

五行学说以"取象比类"的方法，以五脏配五行。如《尚书》中说："五行，一曰水，一曰火，一曰木，一曰金，一曰土。水曰润下，火曰炎上，木曰曲直，金曰从革，土爰稼穑。"以五行之特性来说明五脏的生理功能特点，如木性条达顺直，有生长的特点，而肝气性喜舒畅，且主疏泄，又主生发之气，故属木；火为阳热之象，有上炎之性，而心为阳脏，主动，心阳有温煦的作用，故属火；土为万物之母，有生化、养育万物的特性，而脾能运化水谷之精微，为气血生化之源，后天之本，故属土；金有清肃收敛之特性，金可发音，故肺属金；水有湿润下行之特性，而肾主人体水液代谢，使水液下行而排出体外，故属水。

五脏又联系着自己所属的五体、五官、五志、五液等，从而把机体各部分连接在一起，又将五行相生、相克规律与自然界的五气、五味、五季联系起来，形成了以五脏为中心的生理病理体系。

在养生保健应用中，可将五行所属的脏腑、组织、器官、自然现象等有机联系起来，正确认识其生理功能。

（2）说明脏腑病变的相互影响

五脏在生理上相互联系，在病理上相互影响。中医学以五行学说来阐述五脏疾病的传变。

在相生关系的传变中，有母病及子。比如肾属水，肝属木，水能生木，肾为肝母，如临床上肾精、肾水不足，累及肝脏，就如母病及子。子病犯母，又叫"子盗母气"。比如肝属木，心属火，木能生火，故肝为心母，但心血虚，心火旺影响到肝，形成心肝血虚或心肝火旺，就叫子病犯母。

在相克关系传变中，有相克太过，如前所述及的木乘土，即肝郁太过，脾运不及，肝气横逆犯脾。还有反侮，如金本克木，倘肺金不足或肝火太旺，会出现肝火犯肺的反克现象。

在养生保健应用中，把脏腑的病理有机联系起来，正确认识病理现象。

（3）用于诊断与防治

《难经》曰："望而知之者，望其五色，以知其病；闻而知之者，闻其五音，以别其病；问而知之者，问其所欲五味，以别其病所在也；切脉而知之者，诊其寸口，视其虚实，以知其病，病在何脏腑也。"因为人体是一个有机整体，内脏有病则必有外在表现，可以通过四诊诊察，从而作出正确的判断。在诊断时还可通过五行生、克、乘、侮的变化规律推断病情，如先见面色红，口味苦，脉弦数，后见面色萎黄，口淡无味，脉弦细者，多为肝木乘犯脾土所致，并提示了病情的转归。

在防治时，首先要顺应五行的变化规律，做好人体的调护与养生保健；再根据五行的生克规律确定治疗方案，如益木助火法、补肝养心法、培土生金法、滋水涵木法、培土治水法、壮水制火法、佐金平木法等。在临床中广泛应用，且用之有效，在养生保健中均可选用。

（4）五行人分类

养生保健时，首先要把人的体质搞清楚，然后才能根据体质，取其特点与不足，借以指导养生保健的应用，或做参考。

早在《黄帝内经》中，就对人进行了分类。"盖有太阴之人，少阴之人，太阳之人，少阳之人，阴阳平和之人。凡五人者，其态不同，其筋骨气血各不等。"意思是说，人可以分为阴、阳两大类，还可以分成五类，即太阴之人、少阴之人、太阳之人、少阳之人、阴阳平和之人。按五行来分，就是木、火、土、金、水五行之人。

太阳者，多阳无阴，在五行中属火型之人。《尚书》中说："火曰炎上。"火总是向上窜，其性炎热，故火型的人，热烈、向上、好动，如同夏天一样。其人为人热情，工作上奋进，朝气蓬勃，志向远大，善于外交，敢于冒险，有创业精神，思维敏捷，有创见，可能有一定的发明创造。其缺点是：性格急躁，容易发火，常爱与人争理，喜欢夸张，不切合实际，虚荣心较强，争强好斗。

少阳者，多阳少阴，在五行中属木型之人。《尚书》中说："木性曲直。"树木总是向上，向外生长，故木型的人，积极向上，进取发展，《黄帝内经》中描述木型的人长得瘦高，像春风一样。其人心胸开阔，能与人合作，擅长与人交往，工作积极向上，认真负责，有较强的理解能力，追求的目标比较切合实际，明智而富有同情心。《黄帝内经》中还描述此类型的人"立则好仰，行则好摇"。就是说，站立时头扬得很高，行走时惯于左右摇摆。其缺点是：对别人不服气，对上级不服从，有时情绪不稳定。

阴阳平和之人，阴阳平和协调，在五行中属土型之人。《尚书》中说："土曰稼穑。"土居中央，生长万物，故土型的人，性情比较稳定，居中而不偏激，生活平静而安稳，一切顺其自然，不计较个人名利，有事业心，诚实而敦厚，并能适应环境，与人和睦相处。如同长夏一样，能统领四方。其缺点是：思想保守，没有开拓和进取精神，反应较迟钝，行为不活跃，没有追求的目标，缺乏理想。

少阴者，多阴少阳，在五行中属金型之人。《尚书》中说："金曰从革。"金质强硬，"革"就是革命，按现在的说法就是改革。此型人思想比较激进，意志坚定，行动果断，志向远大，有较强的组织能力，对他人有高支配力，有不达目的不罢休的作风。如同秋季一样，经过上进努力，定能有丰厚的收获，并有严厉的气质。其缺点是：情绪急躁，不善于团结人，对人有时尖酸刻薄，嫉妒心较强，爱虚荣，爱斤斤计较，缺乏灵活性。

太阴者，多阴无阳，在五行中属水型之人。《尚书》中说："水曰润下。"

水是往低处流的，能滋润万物，故水型的人比较主润，爱静不爱动，如同冬季一样，善于收藏，能适应自然与万物。此类人性格柔和，表现为谦虚、顺从，不好高骛远，办事讲究实际，且沉稳安静，足智多谋，对人富有同情心。"上善若水"，水利万物而荣，善于与人交往，心地善良，善于发挥管理才能；水能包容万物，养育万物，有滴水石穿的吃苦精神。其缺点是：容易自卑，缺乏积极向上的进取心，有时情志抑郁，多愁忧虑，没有远大的目标。

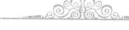

第二节　脏腑学说

脏腑是内脏的总称，包括五脏、六腑和奇恒之府三大类器官。心、肝、脾、肺、肾合称"五脏"，胆、胃、小肠、大肠、膀胱、三焦称"六腑"，皆位于胸腹腔内。脏腑学说是研究人体各脏腑组织器官的生理功能、病理变化及其相互关系的学说，是中医学理论体系的核心组成部分。

一、五脏

（一）心

心位于胸中，膈膜之上，两肺之间，偏于左侧，形似倒垂之莲蕊，外有心包护卫，心的主要生理功能有主血脉，主神志，主汗液，其华在面，开窍于舌等。

1. 心主血脉

血即血液，脉管是血液运行的道路，又称"血之府"，血液在脉管内循环灌注，营周不休，主要靠心脏的推动作用。心脏是血液循环的动力器官，循环中枢。心脏在人的一生中有规律的不歇止跳动（收缩与舒张），从而维持血液循环不息。故《素问·痿论》说："心主身之血脉。"主血脉是心脏的重要生理功能，人是一个有机整体，需要经常进行新陈代谢，既需要各种营养物质，同时又产生多种代谢产物。机体正是通过血液循环而取得代谢原料，并通过血液循环排出代谢产物。心脏有规律的收缩和舒张，推动血液按一定方向在脉管内流行，从而维持了脏腑组织器官的正常生理活动。

2. 主神志

神是人体生命活动的总称，它有广义和狭义之分。广义的神，是指整个人体生命活动的外在表现；狭义之神是指心所主之神志，即人的精神、意识、思维活动。据现代生理学的认识，人的精神、意识、思维活动属于大脑的功能，即大脑对客观外界事物的反映，而中医学认为人的思维活动与五脏有关，且主要与心有更密切的关系。如《灵枢·邪客》说："心者，五脏六腑之大主也，精神之所舍也。"《灵枢·本神》说："所以任物者谓之心。"任，即担任、接受的意思。这说明接受外界事物而产生反应的思维活动过程，是心的生理功能。

3. 主汗液

古人有"五液"之说，汗为五液之一，乃心之液。《黄帝内经》说："腠理发泄，汗出溱溱，是为津。"汗的排出又由腠理开合所决定，腠理开合失常，过闭则无汗，过开则自汗、盗汗，腠理之开合则有赖于卫气之调和。

津液在环流过程中，是血液的重要组成部分，故"汗血同源"，发汗过多可以耗津伤血。反之，津亏血弱之人，汗源就不足，便不宜发汗，这就是"夺血者无汗，夺汗者无血"的道理。

4. 心与其他组织器官的关系

（1）其华在面

心主血脉的生理功能，除能在脉搏上表现出来以外，还可表现在面部上。面部的脉络最为丰富，皮肤薄嫩，易于观察。所以，心的气血盛衰可以暴露于面部。《素问·六节脏象论》："心者……其华在面。"所谓华，即荣华、精华之意。心的气血旺盛，面色红润而有光泽；心气不足，心血亏少，则面色白而无华；若心血暴脱，则面部色泽的改变更为明显。正如《灵枢·决气》说："血脱者，色白，夭然不泽。"至于各种原因引起的心血瘀阻，又常可见到面色青紫、口唇暗等表现。

（2）开窍于舌

心位于胸中，心经的别络上通于舌，因而心的气血上通于舌，如《灵枢·脉度》说："心气通于舌，心和则舌能知五味矣。"心开窍于舌，即心的精气上通于舌，保证舌的营养供应，维持了舌的正常功能。如果心有了病变，易从舌体上反应出来。例如，心血不足，则舌质淡白；心火上炎，则舌尖红或舌体糜烂；心血瘀阻，则舌质紫暗或现瘀斑；热入心包或痰迷心窍，则见舌强语謇。

（二）肺

肺位于胸中，上接咽喉，开窍于鼻，与外界相通。其主要生理功能是主气，司呼吸，主宣发肃降，主皮毛，为一身之气，通调水道，下输膀胱。

1. 主气，司呼吸

指肺的呼吸功能以及肺在宗气生成与调节方面的功能与作用。肺是体内外气体交换的场所，自然界里的清气被吸入，体内的浊气被呼出，主要是通过肺的运动来完成的，由于肺有宣有降，气就能呼出能吸入，而且通过吐故纳新，又调节着气的升降出入，使气道通畅，呼吸均匀。肺主气，除了指肺为气体交换之场所及肺呼吸功能以外，肺还主一身之气，与人体真气的生成有关。肺吸入的清气是生成真气的重要组成部分。《黄帝内经》中说："真气者，所受于天，与谷气并而充身者也。"说明真气的来源一方面是肺吸入的自然界空气，另一方面是脾吸入食物中的营养物质，两者与肾中的精气相结合而组成人体的真气，以充养全身。

2. 主宣发与肃降

宣发，是宣布、发散的意思。肃降，是清肃、洁净、下降的意思。宣发和肃降，是肺气功能活动的两个既矛盾而又相辅相成的方面。宣发的具体功能，是将元气、津液、水谷精微布散至全身，外达肌肉皮肤，无处不到。排除体内的浊气，宣发卫气于肌表，以发挥其屏障作用，通过出汗与呼气以调节水液代谢，去除肺和呼吸道的浊痰。肃降的具体功能，是吸入自然界的清气，使吸入的清气和由脾转输至肺的津液和水谷精微下行布散，以保证吸入的清气为人体所用，代谢后无用的水液得以"下输膀胱"，并肃清肺和呼吸道的异物，以保证呼吸道的清洁。

3. 肺朝百脉

指全身的血都通过脉而聚会于肺，通过肺的呼吸，进行体内外清浊之气的交换，然后将富含清气的血液输送于全身。此外，虽然心脏的搏动是血液在脉中循环运行的基本动力，但还必须靠肺的协助，这是因为肺有主气、司呼吸的功能，肺吸入的自然界清气与脾胃运化而得的水谷之精气结合，能生成宗气，而宗气有"贯心脉"以推动血液运行的作用。所以，肺朝百脉的功能，实际上是肺协助心脏推动血液运行的作用。

4. 通调水道，下输膀胱

肺在水液调节中所起的作用，叫做"通调水道"。水液的代谢是由肺的宣发功能助脾将吸收的津液水谷精微运输至周身皮毛，供生命活动所需。人体多余的水液排出有四条途径，即尿、汗、呼吸和大便。其中以汗和尿排出为主。而汗、尿及气道的排水均与肺的功能密切相关。如汗的排出依赖腠理的开合，其受肺气的控制，呼出之气中亦可排出部分水分。尿是水液外泄的主要途径，由于肺气的肃降，使水气下归于肾，再经肾的气化作用，一部分蒸腾上行，一部分下流膀胱，成为尿液排出体外。《黄帝内经》中说："饮入于胃，游溢精气，上输于脾，脾气散精，上归于肺，通调水道，下属膀胱。"概括说明了水液的代谢过程。

5. 主皮毛，为一身之表

"皮毛"为一身之表，包括皮肤和汗腺、毫毛等组织，有分泌汗液、润泽皮肤和抵御外邪等功能。皮毛的这些功能，是流布在皮毛的卫气作用，而卫气之所以能发挥这些作用，主要依靠肺气宣发，能输精于皮毛，以宣发卫气。由于肺与皮毛有密切的关系，所以《黄帝内经》说："肺之合皮也，其荣毛也。"

6. 开窍于鼻

鼻在生理上是呼吸的通道，所以称"鼻为肺窍"，鼻子通气功能正常与否及嗅觉的灵敏程度，均依赖于肺气的作用，肺气和，呼吸利，嗅觉亦灵，故有"肺气通于鼻，肺和则鼻能之臭香矣"之说。

（三）脾

脾位于中焦，它的主要功能是主运化、升清、统摄血液。

1. 主运化，升清

脾主运化是指脾有主管消化饮食与运输水谷精微和水湿的功能。饮食入胃，经胃和脾的共同消化作用，其中的水谷精微通过脾的运输，布散于肺而输送到全身，以营养五脏六腑、四肢百骸以及皮毛、筋肉等组织器官。将水液输布周身，并将代谢后的水液运化到肾，经膀胱排出体外。脾功能强健，称为"脾气健运"。脾气的功能特点是以上升为主，所谓"脾气主升"即指此言。脾之所以能将水谷精微上输于肺，再通过心肺作用而化生气血以营养全身，就是因为脾有升清功能，所谓"升清"是指精微物质的上升与输布。

2. 主统血

指脾气有统摄血液的作用，使血液运行于经脉之中，不至于溢出经脉之外。脾能统血是因为脾为气血生化之源，而气能摄血。如沈目南《金匮要略》说："五脏六腑之气，全懒脾气统摄。"

3. 主四肢、肌肉

脾为后天之本，具有运化水谷精微的功能，肌肉的营养丰富，靠脾气健运，消化吸收功能强，则肌肉丰满。《黄帝内经》说"脾主肌肉"，即为此意。又说："脾病而四肢不用，何也？""今脾不能为胃行其津液，四肢不得禀以谷气，气日益衰，脉道不利，筋骨肌肉，皆无此生，故不用焉。"

四肢，又称四末，人体四肢的功能活动，必须依赖于脾气输送营养，脾气健旺，升清之气布流全身，营养输送充足，则肌肉丰满有力，四肢刚劲矫健而灵活。

4. 开窍于口，其华在唇

脾开窍于口，是说明人体的饮食、口味等与脾的运化功能有密切的关系。脾气健旺，消化功能正常，食欲就旺盛，口味也正常。若脾失健运，就可出现食欲不振、厌食、口淡乏味等。如果脾为湿困，可见舌苔滑腻，口中多津，口腻发甜，所以《黄帝内经》中说："脾气通于口，脾和则口能知五味矣。"

脾为血液生化之源，主肌肉，开窍于口。因此，口唇也常反映出脾主运化水谷的盛衰。若脾气健运，血液来源充足，肌肉丰满，则口唇红润光泽。

（四）肝

肝位于膈下，右肋之内。主要生理功能为主疏泄，主藏血，开窍于目，主筋，其华在爪，与胆相表里。

1. 主疏泄

肝主疏泄指肝对人体的气机有疏散、宣达的功能，主要关系到全身气机调畅，具体体现在情致方面和促进消化吸收两方面。

情志活动是神的表现之一，而神是精气的外在表现。人的精神情志活动除了由心所主外，与肝的疏泄功能密切相关，只有肝的疏泄功能正常，气机通畅，人体才能较好的协调自身的精神情志活动，表现为气血平和，心情舒畅。如果肝失疏泄，气机不调，就可引起情志异常变化。

肝的疏泄功能不仅可调场气机，协助脾胃之气的升降，而且还可以促进胆汁的分泌，有助于水谷消化。因此，肝主疏泄是保持脾胃正常消化功能的重要条件。如果肝失疏泄，可影响到脾胃的消化和胆汁的分泌、排泄，从而出现消化不良的功能病变。肝主疏泄，调场气机，还有利于三焦疏通水道的作用。

2. 主藏血

肝主藏血指肝具有储藏血液和调节血流量的功能。人体各部分所需血量随其不同的生理情况而改变。当人体休息或睡眠时，机体的需血量减少，血液归运于肝。当劳动或工作时，机体的需血量增加，肝脏就排出所储存的血液，以供机体的需要。由于肝脏对血液有调节作用，所以人体脏腑组织各方面的活动都与肝脏功能密切相关。

3. 主筋，其华在爪

筋膜是一种联络关节、肌肉，专司运动的组织。肝主筋是指筋膜只有得到肝血的滋养，才能维持正常的运动。肝血充足，筋膜有所养，则肌肉、关节活动自如；肝血的盛衰还可以影响爪甲的荣枯变化。"爪为筋之余"，肝血充足，则筋强力壮，爪甲坚韧，红润光泽；肝血不足，则筋软无力，爪甲多薄而软，枯而色夭，易于变形或脆裂。

4. 开窍于目

目只有得到肝血的滋养才能发挥正常的视觉功能，肝血充足，则视物清晰，目光敏锐；肝血亏虚，则两目干涩，视物昏花；肝经风热，可见目赤痒痛；肝风内动，可见两目上视或斜视等。

（五）肾

肾是人体生命的根源，称之为"先天之本"，其经脉络膀胱，与膀胱相表里，在体合骨，开窍于耳，其功能主藏精，为男女发育生殖之源，主骨生髓，主纳气，主水液，以维持人体水液代谢。听力及前后二阴皆为肾所司，其华在发。

1. 主藏精，主生长、发育与生殖

肾藏精的"精"从内容上讲含义有二，一是指"脏腑之精"，即五脏六腑化生出来的精气，包括精、血、津液等，是维持生命活动，滋养人体各部组织器官，促进生长发育的根本物质；二是指"生殖之精"，其为人类生育繁殖的物质基础，与男子的精室、女子的胞宫和任脉有关。

肾藏精的"精"从形式与来源讲含义也有二，一是指先天之精来源于父母；二是指后天之精来源于脾胃，通过脾胃运化所生成水谷之精气，以及脏腑生理活动化生之精气，用于生命代谢，有余部分藏于肾。所藏先天之精，必须有后天之精的充养，才能不断充实并继续发挥作用。《黄帝内经》中说："肾主水，受五脏六精而藏之。"即说明肾精需靠五脏之精气的不断充养。

人的生殖能力和生长发育过程，主要是由肾的精气所决定的。《黄帝内经》中说："女子七岁，肾气盛，齿更发长；二七而天癸至，任脉通，太冲脉盛，月事以时下，故有子；三七肾气平均，故真牙生而长极；四七筋骨坚，发长极，身体盛壮；五七阳明脉衰，面始焦，发始堕；六七三阳脉衰于上，面皆焦，发始白；七七任脉虚，太冲脉衰少，天癸竭，地道不通，故形坏而无子也。丈夫八岁，肾气实，发长齿更；二八，肾气盛，天癸至，精气溢泻，阴阳和，故能有子；三八，肾气平均，筋骨劲强，故真牙生而长极；四八，筋骨隆盛，肌肉满壮；五八，肾气衰，发堕齿槁；六八，阳气衰竭于上，面焦，发鬓颁白；七八，肝气衰，筋不能动，天癸竭，精少，肾脏衰，形体皆极；八八，则齿发去……筋骨懈堕，天癸尽矣，故发鬓白，身体重，行步不正而无子耳。"

2. 主水液

肾为水脏，主水液，是指肾在水液代谢中的主导作用，肾中精气的蒸腾气化作用，对于体内水液的输布、排泄以及维持体内津液代谢的平衡，起着极为重要的作用。由于肾与膀胱相表里，肾中精气之蒸腾气化控制膀胱开合以排尿，所以说，肾主水液。如果肾主水液的功能失调，水液代谢障碍失常，既可因"关门不利"而出现尿少、水肿等症，又可因"关门失约"而出现小便清长、尿量明显增多等症。

3. 主纳气

人体的呼吸运动，虽主要为肺所主，但必须依赖于肾的纳气作用，才能使呼吸保持一定的深度，从而使肺吸入的清气下达丹田，肺、肾之气相接，保证体内外正常气体的交换。肾的纳气功能，实际上是肾的封藏作用在呼吸运动中的具体体现。肾的纳气功能正常，则呼吸均匀和调。如果肾的纳气功能减退，呼吸就表浅，可出现动则气喘、呼多吸少等症，称为"肾不纳气"。故有"肺主出气，肾主纳气"，"肾为气之根"之说。

4. 主骨生髓，其华在发

髓，分为骨髓和脑髓，为肾精所化生。肾主藏精，精生髓，髓聚于骨中，滋养骨骼，骨得以生长。因此，肾精充足，则骨髓生化有源，骨骼就有充分的营养供应，故而坚固有力。脊髓上通于脑，脑为髓居而成，神经充足，髓海充满，脑的功能就健旺，人的精力就充沛，反应灵敏，记忆力强，听觉灵敏，牙齿坚固，头发光泽乌黑。

头发为肾之外华，又称"发为血之余"。肾精及阴血充沛，则发之濡养有源，发乌，润泽，茂密，光亮。若肾精或阴血不足，则发易落，发脆，早白，稀疏。

5. 开窍于耳

耳是听觉器官，听觉的灵敏与否，与肾中精气的盈亏有密切的关系。肾精充足，髓海得养，听觉灵敏，分辨力较高。正如《黄帝内经》中说："肾气通于耳，肾和则耳能闻五音矣。"反之，肾精虚衰，髓海失养，可见听力减退，耳鸣甚则耳聋，故说"肾开窍于耳"。

二、六腑

六腑，是胃、胆、大肠、小肠、膀胱、三焦的总称。它的生理功能是受纳和腐熟水谷，传化精微，排泄糟粕。故《黄帝内经》说："六腑者，传化物而不藏，故实而不能满也。"六腑是以通为用的，饮食物的摄入，首先经过唇（飞门）、齿（户门），从口腔通过会厌（吸门）进入食管，经胃（贲门）从其下口（幽门）出，进大、小肠（阑门），吸收其精微，将糟粕从肛门（魄门）排出体外。《难经》中称为"七冲门"，只有七冲的通畅，才能保持六腑的畅通。

水液的代谢需要膀胱的通调，三焦水道的通利，胆汁也要胆腑疏泄等。总之，"六腑以通为顺"，"以通为用"。通和降是正常的生理现象，凡太过或不及，就会产生病变。

（一）胃

胃又称为胃脘，分上、中、下三部，胃的上部称上脘，包括贲门；胃的中部称中脘，即胃体的部位；胃的下部称下脘，包括幽门。它在生理活动中，有受纳和腐熟水谷的作用。

1. 胃主受纳水谷

胃主受纳，是指胃具有接受和容纳饮食物的作用。饮食物摄入，经口腔、牙齿和舌的咀嚼搅拌，以及会厌的吞咽，由食道进入胃中，故中医学又称胃为"水谷之海""仓廪之官"等。胃之受纳水谷，为人体的营养之源，胃的受纳功能强健，则机体化源充足，气血旺盛。

2. 胃主腐熟水谷

腐熟，是指对食物的濡磨和消化作用。饮食物进入胃以后，在胃中停留一定的时间，经胃进行初步消化后，一部分水谷精微经胃的"游溢精气，上输于脾"，脾"为胃行其津液"而输布至肺及全身；一部分食物则由胃的通降作用，下传到小肠，被进一步消化和吸收。胃的腐熟功能正常，则饮食水谷得以消化，气血精微得以化生，各脏腑组织得以营养。

3. 胃以降为和

饮食物入于胃，经胃的腐熟后，必须下行小肠，进一步消化和吸收。这个消化过程就是食物从上向下运输的转变，最终将糟粕排出体外。在这个过程中，胃是非常重要的，只有胃气和降才能完成。如果胃失和降，则不但影响胃的受纳、消磨作用，使饮食物不能下降或停滞胃脘，出现不思饮食、胃脘胀满、大便秘结不通等症，还会出现胃气上逆，进而引发恶心、呕吐等症。

（二）胆

胆为六腑之一，又称奇恒之府，呈囊形，附于肝。其在人体的生命活动中有贮藏和排泄胆汁、主决断的作用。

1. 贮藏和排泄胆汁

胆汁生成于肝，贮藏于胆，由于肝的疏泄作用，胆汁排于肠中，以促进食物的消化，参与消化油脂。若肝气郁结而失于疏泄，则胆汁排泄不利，进而出现胸胁胀满、食欲下降、厌食油腻、腹胀便溏等症；若肝的疏泄太过，肝气横逆或肝火上炎时，亦可引起胆汁上逆，除见胸胁胀满外，还可见口苦、呕吐苦水，如胆汁反流性食管炎、胃炎等。若湿热蕴结于肝胆，胆汁外溢于肌肤，则可见黄疸，以目黄、身黄、尿黄为特征。相反，胆汁排泄不利，又可引起肝病。

2. 胆主决断

《黄帝内经》中说："胆者，中正之官，决断出焉。"是指胆气和人的精神情志活动有一定的关系，能作出决断和决定，对于防御和消除某些精神刺激（如突然受惊）的不良影响，以维持和控制人体气血的正常运行，促进脏腑功能的协调，有着重要的作用。人们常说的"胆大""胆小""吓破了胆"，都与此有关。临床上常见的惊悸、失眠、多梦等精神症状，都是由于"心虚胆怯"而引起的，常从胆治疗有效。

（三）小肠

小肠是一个较长的管道通路，位于腹腔，上接幽门与胃相通，下接阑门与大肠相连，与心相表里。小肠在人体的生理功能中，有受盛、化物和分清泌浊的作用。

1. 主受盛、化物

《黄帝内经》中说："小肠者，受盛之官，化物出焉。"小肠接受经胃初步消化的饮食物，进一步消化和吸收，故称"受盛之官"，并变化为清、浊两部分。若受盛与化物失常，则出现腹胀、腹泻等症。

2. 分清泌浊

小肠有分清泌浊的作用。所谓清者，即通过小肠的消化作用而产生的精微物质（多种营养），通过脾的运化作用，上输心、肺而散布周身。所谓浊者，应包括两部分，一部分为饮食物被消化和吸收后的糟粕，下注大肠而变成大便并排出体外；另一部分为多余无用的水液，经肾脏渗入膀胱而变为尿液并排出体外。小肠分清泌浊的功能正常，则水谷精微、糟粕与水液各守其道，水谷精微由脾输布，小便通利，大便正常。若分清泌浊功能失常，则营养不能吸收，水液与糟粕不能下降，出现疲乏无力、泄泻下利、小便短少等症，临床上常用"分利法"（即"利小便而实大便"之法）治疗。

（四）大肠

大肠居于腹中，上口在阑尾处连接小肠，下端紧接肛门，主要起传导糟粕的作用。若大肠功能传导失职，则会出现大便秘结、泄泻下痢等症。

（五）膀胱

膀胱位于小腹中央，有储尿、排尿的功能。若膀胱气化不利，开合失司，则小便不利或隆闭，以及尿频、尿急、小便失禁等。

（六）三焦

三焦是上焦、中焦、下焦的合称，为六腑之一。它是人体气机升降出入的通路，也是人体气化的场所，又是水液代谢的通道，与各个脏腑共同完成水液的代谢。

第三节　气血津液学说

气、血、津、液，是构成人体的基本物质，由脏腑功能所化生，又是脏腑、经络、组织器官进行生理活动的物质基础。由于其形态、性质及所在部位的不同，所以有气、血、津液之别，由于它们都是生理活动的产物，又共同协作维持人体生命活动，所以彼此之间是密不可分的。了解气、血、津液的化生与性能及其相互之间的关系，对进一步掌握脏腑的生理、病理和临床辨证，都有十分重要的意义。

一、气

气，在古代是人们对自然现象的一种朴素的认识，认为气是一种极细微的物质，是构成世界各种事物的本源，宇宙间的一切事物都是由气的运动变化而产生的。东汉王充在《论衡自然》中说："天地合气，万物自生。"何休在《公羊传》中说："元者，气也，无形之气，有形以分，造起天地，天地之始也。"这种朴素的唯物观也渗透到医学领域里，认为人体也是由气所构成的，所以《黄帝内经》说："人以天地之气生"，"地合气，命之曰人。"

有人问，气是什么？答曰：气是维持人体生命活动的基本物质，是不断运动着的具有很强活力的精微物质。有人认为气不存在，它真的存在吗？回答是肯定的，气无处不在。因为用肉眼难以观察到，只能通过人的感官根据事物的各种变化或人体的生命活动功能而感觉到它的存在。《难经》中说："气者，人之根本也。"意思是说，人体不仅由气所组成，也是生命活动的物质基础，并以气的变化来阐述人的生理功能和病理变化。

中医所讲的气有两个方面的含义，一是指构成人体和维持生命活动的精微物质，如先天之精气、水谷精气、呼吸之气等；二是指一个生生不息的有机体，生命的存在即在于它不断与周围环境进行新陈代谢，而这种物质交换式的新陈代谢，又必须依靠气的各种功能活动，二者密不可分，所以气是物质的，又是功能的。

1. 气的生成

气从何生，源自先天与后天，故有先天之气与后天之气之分。由先天之精化生而来的气为先天之气，又称元气，是生命活动的原动力；由后天化生的水谷之精气，则成为后天之气，又称真气或正气，是人体生命的源泉。《黄帝内经》说："真气者所受于天，与谷气并而充身者也。"故人体的生命活动中，先天之气与后天之气是相互依存而不可分割的。

《黄帝内经》中说："其不得无形也，如水之流……其流溢之气，内溉脏腑，外濡腠理。"可见，气是以"如水之流"的形式存在于体内并发挥生理作用的。

由于气的来源与分布有所不同，其功能也不相同。中医常将气归纳为元气、宗气、营气、卫气等。

2. 气的分类

（1）元气

元气，又称"原气""真气"，有原始、基本的意思。所以，元气是人体诸气中最重要、最根本的气。元气发源于肾，由先天之精化生而来，藏于丹田。元气依赖后天水谷精微之气的补充和滋养，通过三焦分布全身，内至脏腑器官，外达腠理肌肤，无所不到。《黄帝内经》中说："真气者，所受于天，与谷气并而充身者也。"《难经》中说："脐下肾间动气者，人之生命也，十二经之根本也，故命曰原。三焦者，原气之别使也，主通行之气，经历于五脏六腑。"可见，元气不仅有"与谷气并而充身"的作用，同时，人体各脏腑组织得到元气的激发才能各自发挥其不同的功能，从这个意义上来讲，原气可谓人体生命的原始动力。因此，原气越充沛，脏腑功能越强健，身体就健康少病。《金匮要略》说："若五脏元气通畅，人即安和。"反之，如先天禀赋不足，或因先天的受损，就会出现元气衰弱，脏腑功能低下而产生病变。因此，原气是否充沛，是人体健康与否的重要保证。

（2）宗气

宗气积于胸中，由饮食水谷所化生之气与吸入的自然清气结合而成，称为"上气海"（即膻中），是全身之气运行输布的本始。《黄帝内经》对其功能进行了描述："宗气积于胸中，出于喉咙，以贯心脉，而行呼吸焉。"意思是说，宗气能推动肺的呼吸和心血的运行。心尖部位的搏动可观察宗气的盛衰，呼吸、语言、声音的强弱及肢体的活动能力与宗气有关。所以，宗气有"动气"之说，《读医随笔》中说："宗气者，动气也，凡呼吸声音，以及肢体运动，筋骨强弱者，宗气之功用也。"

（3）营气

宗气灌注于血脉中的营养之气为营气，它循行于脉中，为血液的组成部分，营运周身并发挥其营养推动作用。《黄帝内经》中说："营者，水谷之精气也，和调于五脏，洒陈于六腑，乃能入于脉也，故循环上下，贯五脏络六腑也。"可见，营气与血液的作用密不可分，故有营血之称。

（4）卫气

卫，有"卫护""保卫"之意。宗气宣发于脉外的气为卫气，其性彪悍滑疾，善于走散，达于体表，温润皮肤，滋养腠理，司汗孔之开阖，以护卫肌表，防御外邪，故称卫气。《黄帝内经》说："卫气者，所以温分肉，充皮肤，肥腠理，司开阖者也。"当外邪侵入机体时，卫气卫外而抗邪，临床常见恶寒、战栗、汗毛竖起等症。卫气胜邪，则恶寒解，邪退病除；反之则寒热不去，疾病由浅入深并进一步发展。还有一部分人卫气不足，卫外不固，经常会出汗，反复感冒。

（5）脏腑之气

气行于脏腑者，称为脏腑之气。如心有心气，脾有脾气；腑有胃气、胆气、大小肠之气、膀胱之气等。各个脏腑之气，均是本脏腑的动力，它维持了脏腑的正常生理功能。如脏腑之气不足，则会出现脏腑功能的衰退而产生一系列的病理现象，如肺气不足，就会出现呼吸无力而气短；心气不足则见心慌气短、汗出等。

3. 气的运行

气是一种活动能力很强的精微物质，它处于不断运动的状态之中，输布于全身，无处不在。气的运动是人体生命活动及脏腑功能活动的体现，气的运动称为"气机"。

气的类型不同，有着不同的运动形式，但"升降出入"则是各种气运动的基本形式。《黄帝内经》说："升降出入，无器不有。"

气的升降出入，是通过各个脏腑的功能活动和脏腑之间的相互协调来完成的。如肺气的宣发与肃降，呼气与吸气；又如肝主升发，肺主肃降，脾气要升，胃气要降，肺主吸气，肾主纳气等。故气机的升降出入，保持了"气机条畅"，维持了脏腑的生理功能。所以，一旦升降失调，出入不利，就会产生气的运行阻滞或逆乱。这种脏腑经络、上下内外的协调统一与平衡被破坏，就会产生多种病症，如肝气郁结而横逆，胃气上逆，脾气下陷，肺不肃降，肾不纳气等。所以，《黄帝内经》说："百病生于气也。"故在临床上也常以治气为首，《医方考·气门》说："良医以气为首务也。"《黄帝内经》中说："非出入，则无以生、长、壮、老、已；非升降，则无以生、长、化、收、藏。"指出了气的升降出入一旦停止，生命活动也将结束。

4. 气的功能

气是维持人体生命活动的根本，因其分布的部位不同，各有其功能特点，但概括起来主要有以下几点：

推动作用： 人体的生长发育，脏腑经络的生理活动，血液的循环，津液的输布，都要靠气的激发和推动，方能保持正常。如气虚推动无力，就会导致人体的生长发育迟缓，脏腑经络功能衰退，血液运行受阻，甚至瘀阻，水液的输布与排泄障碍等，故有"气行则血行，气行则水行"之说。

气化作用： 气可以化生万物，它将人体的水谷之精微转化为气、血、津、液、精，以滋养人体，维持人体的生理功能，又可以将食物的残渣转化为糟粕、二便而排出体外。此外，人体水液代谢、脏腑功能的转化等，都要靠气化作用完成。

温煦作用：《难经》说："气主煦之。"人体之所以能维持正常的体温恒定，主要是靠气的温煦作用的调节。脏腑的生理功能需要的热量，精、血、津、液（温而不凝），均赖于气的温煦。气的温煦作用如同人体的"锅炉"一样，温暖着全身。如果气不能温煦，就会出现四肢不温，畏寒怕冷，脏腑功能衰退，精、血、津液的运行障碍。

防御作用：气能护卫肌表，防御外邪侵入。一是指气能抵御外邪侵入，《医旨绪全》中说："卫气者，为言护卫周身，温分肉，肥腠理，不使外邪侵犯也。"二是指当外邪侵入人体时，气可与外邪相争，以驱邪外出，使之恢复健康。如果气虚则防御作用低下，人就会容易生病，预后较差。正如《黄帝内经》中说："正气存内，邪不可干"，"邪之所凑，其气必虚"。讲的就是气的防御作用，中医的防御功能与现代医学的免疫功能相似。研究证明，某些补气的中草药有增加人体免疫能力的作用。

固摄作用：固摄，就是固护、统摄的意思。其作用主要有以下几个方面：一是统摄血液在脉管内运行，而不溢于脉外。如气虚不能统摄血液，就会引起各种出血症状。二是固摄肾精，使其不过度外泄，摄纳肾气。如肾气虚则精不能固，就会出现遗精、滑精、早泄等。肾不纳气就会出现呼吸表浅，气短咳喘。三是固摄汗液、尿液、唾液、胃液、肠液等，使其有节制地排出体外，防止体液过度丢失。如不能固摄津液，就会出现自汗、尿频、遗尿、多尿、流涎、泄泻等；又如，气虚不能固摄，就会出现胃下垂、脱肛、子宫脱垂等症。

营养作用：气对人体具有营养作用，它不仅能"肥腠理""荣四末"，而且能"内注五脏六腑"，营养人体内外上下。《妇人良方》中说："营者，水谷之精，和调于五脏，洒陈于六腑，乃能入于脉也，化生于脾，总统于心，藏受于肝，宣布于肺，施泄于肾，灌溉一身。目得之而能视，耳得之而能听，手得之而能握，足得之而能步，脏得之而能液，腑得之而能气。"其较为具体地论述了气在人体内的营养作用。

二、血

中医学中的血与现代医学的血液概念相接近，因为是肉眼能见到的东西，因而比气的概念易于理解。血是由脾胃功能所产生的水谷精微和行于脉中的营气所构成，含有丰富的营养与滋润物质，是构成人体、维持生命活动的基本物质之一。因为血流动于脉中，故称"血府"。《脾胃论》中说："脉者，血之府也。"

1. 血的生成

血液生成的物质基础是水谷精微，与营气、津液、精髓相关。

（1）脾胃乃血液生化之源

血液来源于水谷精微物质，经过一定的生理变化而成。《黄帝内经》说："中焦受气取汁，变化而赤，是谓血。"故脾胃为血的生化之源，气血同源。若脾胃虚弱，不能"受气取汁"或不能"化精微为血"，故见血虚证候。

（2）营行脉中，化生血液

营气是行于脉中的营养之气，相当于血液中的有机成分。由于营气的作用，能分泌津液，行于脉中与肺之清气相合，变化成红色而为血液。故《黄帝内经》说："营气者，泌津液，注之于脉，化生为血。"

（3）精血相互化生，骨髓有造血功能

肾藏精，精可化为血，精血是相互化生的，故有"精血同源"之说。肾藏精，主骨生髓，肾中的精髓亦可化生血液。故精髓充则血充，若先天之精不足，骨髓不充，则新血不能化生，而见血虚病候。在临床中治疗血虚时，也经常将补血与充精、填髓并用。如治疗再生障碍性贫血时，除用补血药之外，配伍补肾填精益髓之药更能显效。可见，中医精血同源的理论与现代医学的骨髓造血功能的含义是近似的。

（4）五脏共同协作，完成生化过程

血液由脾胃而来的水谷精微所化生，脾又有统摄作用，行于脉内而不溢于脉外，故脾胃为气血生化之源，又"脾主统血"；由于肝气疏泄，血藏于肝，故有"肝主藏血"；由于肺司呼吸，为血液提供了清气（血氧），故"肺朝百脉"；又由于肾气的温煦和精髓的作用，使精血互化；更由于心主血脉，为血脉的通道，为血运的动力，故"心主血"。

有了五脏的共同协作，进而完成了血液的生化过程，同时由于心的行血功能，脏腑也得到润养，从而维持了正常的生理功能。

2. 血的循行

血液循行于脉管之中，流布全身，环周不休，运转不息，为各个脏腑组织器官提供丰富的营养，以供其物质与能量的需要。

血液循行的具体走向，正如《黄帝内经》所说："食气入胃，散精于肝……食气入胃，浊气归心，淫精于脉，脉气流注，经气归于肺，肺朝百脉，输精于皮毛，毛脉合精，行气于府，府精神明，留于四脏，气归于权衡。"血的运行，赖于气的推动，以及各脏腑与其他许多器官的共同作用。如心主血脉，肺朝百脉，与清气合并，经肺气的宣发散布于全身。另外，血液的循行还要依赖于脾气的统摄，以及肝藏血和肝气的疏泄功能来调节。因此，其中任何一脏的功能失调，都会导致血液循行的失常。如心气虚，运血无力，则心血瘀阻；脾气虚，统血失调，则导致出血；若肝失疏泄，肝气上逆，则血随气涌，可能导致吐血、呕血。

3. 血的功能

血具有以下几项功能，即营养与滋润作用，为感觉和运动的物质基础，是神（精神活动）的物质基础，又是女子之本。

（1）血有营养与滋润作用

《难经》说："血主濡之。"意思是说，血具有濡润、营养全身的作用。内至五脏六腑，外达皮毛筋骨，灌溉一身，无所不及。如果血虚不足，失去濡润作用，就可出现面色不华、两眼昏花、肢体麻木、关节不利、皮肤干燥等症。

（2）血是感觉和运动的物质基础

《黄帝内经》说："肝受血而视，足受血而能步，掌受血而能握，指受血而能摄"，"血和则筋骨强，关节滑利也"。如果血虚不足，感觉和运动就会失去物质基础，导致功能障碍，甚至痿废不用。

（3）血是神志活动的物质基础

心主血脉而司神明，有"神为血气之性"之说。气充血旺，则神志清晰，精神充沛。故《黄帝内经》说："血者，人之神"，"血脉和利，精神乃居"。以上均指出了神对血的依附关系，是血的物质基础，成就了神的功能活动。如心血不足，肝血亏虚，则不能养神，常见惊悸、失眠、多梦；若血分有热，扰乱心神，则可见神昏谵语、烦躁等症。

（4）血为女子之本

《证治准绳》《赤水玄珠》中说："妇人之于血也，经水蓄而为胞胎"，"血者，水谷之精气也，和调五脏，洒陈六腑，男子化而为精，女子上为乳汁，下为经水"。意思是说，女子以血为本，有了血的滋养，才能有行月经、化乳汁、孕育胞胎的功能，故血是维持女性生理功能的物质基础。如血虚则会出现经少、闭经、月经不调、不孕、乳汁少、早衰等病症，养生保健与治疗多以养血补血为要。

三、津液

1. 津液的生成与输布

津液来源于饮食水谷，通过脏腑的气化作用而形成于体内。《黄帝内经》说："饮入于胃，游溢精气，上输于脾，脾气散精，上归于肺，通调水道，下输膀胱，水津四布，五津并行。"以上简要论述了津液的生成与输布过程。它通过胃的"游溢"、脾的"散精"而成，又经脾的传输，肺的肃降，三焦水道的通调，肾的气化，升清降浊而完成。津液的循行与输布以三焦为通道，《黄帝内经》说："三焦者，决渎之官，水道出焉。"即水谷经胃，下移至小肠、大肠，一部分水分被吸收；经脾、肺、三焦而宣发于皮毛，外泄者为汗；通过三焦水道下输膀胱，经气化作用排出者为尿。通过以上脏腑的作用，外达皮毛肌肤，内注脏腑，滋灌全身各个器官，便是"水精四布，五经并行"。此外，还与肝的疏泄、心主血脉亦有密切的关系。

2. 津液的分类与功能

津，比较稀薄，清稀，流动性大，如汗、泪、尿等，多渗透在皮肤、体表肌肤之间；液，多黏稠，厚浊，流动性小，如关节液、髓液等，多灌注于骨节、脏腑、脑、髓等组织。《黄帝内经》说："心为汗，肺为涕，肝为泪，脾为涎，肾为唾，是为五液。"五液是五脏所化生，对五脏起滋润、濡养作用。

津起滋润作用，充养皮肤，滋润肌肉；液起濡养作用，滑利关节，滋养孔窍，补益脑髓。故《黄帝内经》中说："腠理发泄，汗出溱溱是谓津，谷入气满，淖泽注于骨，骨属屈伸，补益脑髓，皮肤润泽，是谓液。"

津液渗入血中，可滑利血脉，又是血的重要组成部分。《黄帝内经》说："中焦出气如露，上注溪谷，而渗于孙脉，津液和调，变化而赤为血。"

津液的生成、输布、排泄过程，维持了体液的动态平衡，又维持了体温和阴阳的相对协调。

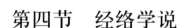

第四节　经络学说

一、经络的概念与组成

经络是运行全身气血，联络脏腑肢节，沟通上下内外，调节体内各部功能活动的通路，为人体特有的组织结构与功能系统。

具体来讲，经络是指经脉和络脉。经，有路径之意，是经络系统的主干，指十二正经和奇经八脉。十二正经即手足三阳经和手足三阴经，有一定的起止交接顺序，在肢体有一定的走向和分布规律，同体内脏腑有直接的络属关系。奇经八脉，即督脉、任脉、冲脉、带脉、阴维脉、阳维脉、阴跷脉、阳脉，它们与十二正经不同，既不直接络属脏腑，也无表里配合关系，"别道奇行"，故称"奇经"，它们穿插循行于正经之间，补充正经的功能活动。

络，有网络之意。络脉有别络、浮络、孙络之别，是从经脉上分出去的。别络较大，共有十五络，其中十二经脉与任、督二脉各有一支别络，再加上脾之大络，合为"十五别络"。它们由经脉别出，有一定的循行部位，起着沟通表里、加强联系与调节作用。浮络、孙络更为细小，数量很多，它们像网子一样把全身网络起来。

这样，经络组成了人体四通八达、无处不到的组织系统，把人体、脏腑和各个组织器官密切联系起来，使人体成为一个有机的统一整体。

二、经络的循行规律

经络在人体内有一定的循行规律，它与脏腑器官又有着密切的联系，了解它对理解经络在生命活动中的作用与养生保健具有重要意义。十二经脉的循行有一定的规律。

手三阴经从胸走手，包括手太阴肺经、手厥阴心包经、手少阴心经，它们循行于胸与上肢内侧，手太阴肺经在前，手厥阴心包经在中，手少阴心经在后；手三阳经从手走头，包括手阳明大肠经、手少阳三焦经、手太阳小肠经，它们循行于上肢外侧与头面，手阳明大肠经在前，手少阳三焦经在中，手太阳小肠经在后；足三阴经从足走腹胸，包括足太阴脾经、足厥阴肝经、足少阴肾经，它们循行于下肢内侧与腹胸，足太阴脾经在前，足厥阴肝经在中，足少阴肾经在后；足三阳经从头走足，包括足阳明胃经、足少阳胆经、足太阳膀胱经，它们循行于头面与躯干和下肢外侧，足阳明胃经在前，足少阳胆经在中，足太阳膀胱经在后。

三、经络与脏腑器官的联系

经络与脏腑组织器官有着密切的联系，一是因为五脏六腑与人体的五官九窍以及筋、脉、骨、皮毛等组织器官联系在一起，组成了一个有机的整体，这些关系是通过经络来实现的；二是因为五脏六腑与各个组织器官保持相对的协调统一，完成正常的生理功能，这也是通过经络来实现的。那么，经络又是怎样与脏腑器官联系的呢？每一个经脉的循行都络属一个脏腑，形成脏脉络腑、腑脉络脏、一阴一阳、一脏一腑及其与相应组织器官相联系的关系。如手太阴肺经与手阳明大肠经相表里，手厥阴心包经与手少阳三焦经相表里，手少阴心经与手太阳小肠经相表里，足阳明胃经与足太阴脾经相表里，足太阳膀胱经与足少阴肾经相表里，足少阳胆经与足厥阴肝经相表里，均构成了络属关系。

四、经络的作用

1. 联系脏腑器官，沟通表里上下

人体由五脏六腑、四肢百骸、五官九窍、皮肉筋骨等组织器官构成，它们虽有不同的生理功能，但又共同进行着有机、协调的整体活动，从而使机体内外、上下保持着完整和统一。而机体各部分的这种有机联系和相互配合，主要是依靠经络系统的沟通和联络作用来实现的。正是由于十二经脉及其分支的纵横交错，入里出表，通上达下，相互络属于脏腑之间，奇经八脉联系沟通十二正经、十二经筋、十二皮部并联络筋脉皮肉，因此使人体各个脏腑组织器官有机联系在一起，表里上下彼此之间紧密联系，成为协调统一的整体。

（1）脏腑与四肢联系

十二经筋分属于十二经脉，而十二经脉内连脏腑，故使筋肉组织同脏腑之间通过经脉联系，相互沟通。如手三阴经从胸走手，足三阴经从足走胸腹入脏，使内脏与四肢相连。正如《黄帝内经》所说："夫十二经脉者，内属于脏腑，外络于肢节。"

（2）脏腑与五官九窍联系

十二经脉各与内在的一脏一腑相络属，与五官九窍相连。如心经，属心络小肠，上行别系舌本；肝经，属肝络胆，上行连于目系；肺经，属肺络大肠，上行连鼻与咽喉；脾经，属脾络胃，上行连舌根；肾经，属肾络膀胱，上行连耳；胃经，属胃络脾，上环口唇等。

（3）脏腑之间相互联系

十二经脉不仅各与一脏一腑相络属，使之形成表里关系，同时通过别络、经别使相邻的脏腑发生联系。

（4）经络系统本身相互联系

十二经脉阴阳表里相接，有一定的衔接和留注次序，十二经脉与奇经八脉之间的分支纵横交错，如手三阳与足三阳的经脉均会于督脉，故称督脉为"阳脉之海"；任脉与手足三阴经脉、阴维脉、冲脉会聚，故称任脉为"阴脉之海"；冲脉又是十二经脉所会之处，故称冲脉为"十二经脉之海"。

2. 通行气血，濡养全身

人体的各个组织器官，均需气血的濡润滋养，方能维持正常的生理活动。经络是人体气血运行的通路，能将营养物质输布到全身各个组织器官，从而和调于五脏，洒陈于六腑，更好地维持了人体正常的生命活动。故《黄帝内经》说："经脉者，所以行气血而营阴阳，濡筋骨，利关节者也。"

3. 抗御外邪，保卫机体

由于经络能"行气血而营阴阳"，营气行于脉中，卫气行于脉外，从而使营卫之气密布周身，不易遭受邪气的侵犯。当外邪侵犯机体时，先从皮毛开始，卫气首当其冲，发挥抗御外邪、保卫机体的屏障作用。故保持经络的畅通，使经络之气充实，对防病治病与养生保健具有重要意义。

4. 平衡阴阳，调节功能

人体的生命活动始终处在一个动态平衡的调节之中，人体脏腑组织器官生理功能的平衡，也与经络的调节密不可分，经络就是一个有着多层次联系的循环系统与调控系统。它通过"行气血而营阴阳"，保持了气血的畅通与阴阳的平衡，使人体的功能活动保持相对平衡。当某种因素导致某一部分脏腑经络失去正常的生理功能时，则可以通过经络的调节功能，进行自我修复，使之自愈。身体某些脏腑组织器官发生病变时，也可通过调节经络而发挥治疗作用，使之恢复正常。

5. 传导感应，反应病情

经络感传，是经络感应、传导、放散规律的系统概括与总结。其表现是：当用针刺或其他方法刺激有关经络腧穴时，人体会产生酸、麻、胀、重、放射样的感觉，并沿着经脉的循行路线而传导放散。这种经络的感传现象在中医学上称为"得气"或"气至"，应用针灸的方法达到这一目的时又叫"行气"，它是针灸治病取效的关键，以达到"气至而有效"。

经络的感传功能，对人体各脏腑组织器官有联系沟通作用，也反映在病邪的传变方面。如当机体受到外邪侵袭时，可通过经络传导于脏腑；脏腑生理功能失调或产生病痛时，也可通过经络反映到人体体表的某些部位；亦可通过经络的某些表现认识疾病、诊断疾病，又通过调整经络来治疗疾病。

五、十四经脉

1. 手太阴肺经

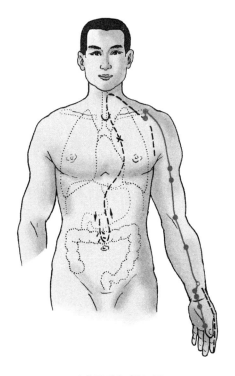

手太阴肺经循行图

手太阴肺经起于中焦，下络大肠，环循胃口，通过横膈至胸中，属于肺脏，再上行咽喉，横行到胸部上方（中府），向下沿上臂内侧前缘下行，过肘窝中到腕部寸口，经过鱼际，沿鱼际的边缘，出拇指内侧端（少商）。手腕后方的支脉，从列缺处分出，一直走向食指内侧端（商阳），与手阳明大肠经相接。

本经可用于肺与肺经的养生保健，并可防治咳嗽、气喘、胸闷、气短、咽喉疾病、缺盆痛、手臂内侧前缘疼痛等。

本经共有 11 个腧穴，其中，中府、尺泽、孔最、列缺在养生保健中有重要意义。

2. 手阳明大肠经

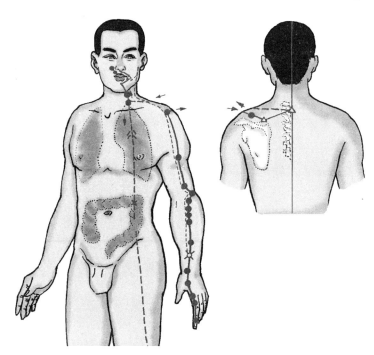

手阳明大肠经循行图

手阳明大肠经起于食指桡侧端，沿食指内（桡侧）上行，通过第一、第二掌骨之间（合谷），向上进入两筋（拇指长、短伸肌腱）之间，沿前臂桡侧进入肘外侧，再沿上臂外侧前缘，走上肩端（肩髃），沿肩峰前缘向上出于颈椎，"手足三阳经聚会处"（大椎，属督脉），再向下进入缺盆（锁骨上窝部），联络肺脏，通过横膈，入属大肠。缺盆部支脉，上走颈部，通过面颊，进入下齿龈，回绕至上唇，在人中左右交叉，上夹鼻孔两旁（迎香），与足阳明胃经相接。

本经可用于大肠与大肠经的养生保健，并可防治腹痛、肠鸣、泄泻、便秘、咽喉肿痛、牙痛、鼻塞流涕、鼻衄和上肢循行部位的疼痛。

本经共有 20 个腧穴，其中迎香、肩髃、曲池、合谷在养生保健中有重要意义。

3. 足阳明胃经

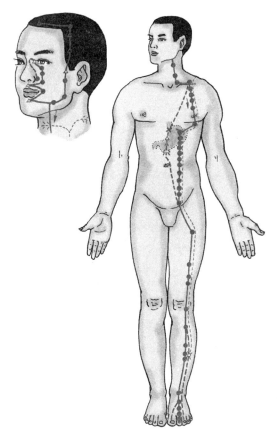

足阳明胃经循行图

足阳明胃经是十二经脉中一条大的经脉，其循行路线长，分支多。起于鼻翼两侧，上行至鼻根部，旁行入目内眦，与足太阳经交会，向下沿着鼻的外侧（承泣），入上齿中，回出环绕口唇，在颏唇沟承浆（任脉）处左右相交，再向后沿着口腮后方，出于下颌大迎穴处，沿下颌角颊车，上行耳前，经过上关（足少阳胆经），沿着发际，到达前额（神庭）；其分支从大迎穴前下走人迎，沿着喉咙向下进行缺盆部，下行穿过膈肌，属胃，络于脾；从缺盆直行一支，沿乳中线下行，向下夹脐旁（脐旁2寸），进入少腹两侧的气冲穴。又一分支从胃下口分出，沿腹内下行到气冲穴，与直行之脉会合，再由此下行至髀关，直抵伏兔部，至膝髌，沿下肢胫骨前缘下行至足背，进入足第二趾外侧端（厉兑穴）；另一支从膝下三寸（足三里）处分出，下行入足中趾外侧端（隐白穴），与足太阴脾经相接。为了便于记忆，还是接照循行的路线图多看几遍就比较清楚了，如果能在人体身上亲自点按，印象将会更深。

　　本经可用于胃和胃经的养生保健，并可防治胃痛胃胀、恶心呕吐、腹胀肠鸣、泄泻、便秘；胃经热盛而致的发热、消谷善饥、口渴咽干、咽喉肿痛、鼻衄及头面五官疾病或部分神志病；经脉循行所经过的胸、腹、下肢部位疼痛等。

　　本经共有 45 个腧穴，其中头维、四白、巨髎、地仓、颊车、天枢、梁丘、足三里、上巨虚、下巨虚、丰隆在养生保健中有重要意义。

4. 足太阴脾经

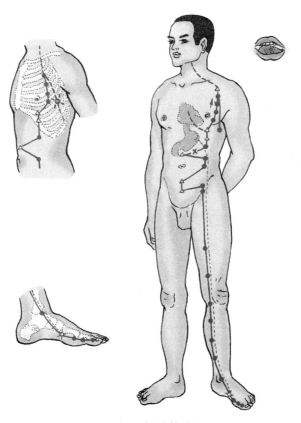

足太阴脾经循行图

本经起于足大趾内侧端（隐白穴），沿着赤白肉际，经过大趾上行至内踝前缘，再上小腿，沿着胫骨内侧正中线上行，到了内踝上八寸的地方，交出厥阴之前，经膝股内侧前缘，进入腹部，属于脾脏，络于胃，通过横膈上行，沿食道两旁，连系舌根，散于舌下。胃部的支脉，向上通过膈肌，流注于心中，与手少阴心经相接。

本经可用于脾和脾经的养生保健，并可防治脘腹胀痛、恶心呕吐、嗳气、泄泻、便秘、身重乏力、水肿、黄疸、妇科病、男科病和经脉循行所经过部位的病症。

本经共有 21 个腧穴，其中血海、阴陵泉、三阴交在养生保健中有重要意义。

5.手少阴心经

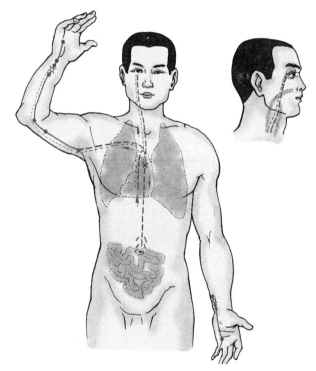

手少阴心经循行图

手少阴心经起于心中，出属心系（心与其他脏器相联系的部位），通过横膈，下络小肠。从心系向上有一支脉，上夹咽喉，连系于目系（眼球连系于脑的部位）。从心系直行的一条支脉，上行于肺部，再向下出腋窝部（极泉穴），下循上臂内侧后缘，行于手太阴经和手厥阴经之后，下肘窝，沿前臂内侧后缘，抵掌后豌豆骨进入掌内，沿小指内侧出其端（少冲穴），与手太阳小肠经相接。

本经可用于心和心经的养生保健，并可防治心痛、胸痛、神志病、心烦、口渴、手心发热、上肢内侧的疼痛。

本经共有9个腧穴，其中极泉、少海、阴郄、神门在养生保健中有重要意义。

6. 手太阳小肠经

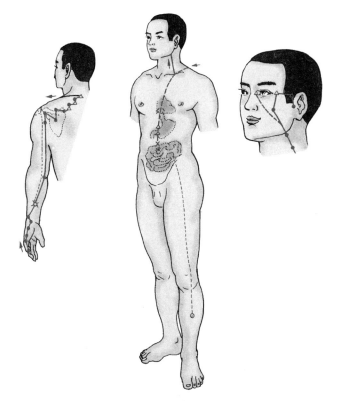

手太阳小肠经循行图

手太阳小肠经起于手小指外尺侧端，沿手背外侧至腕部，出于尺骨颈突，沿前臂外侧后缘，经尺骨鹰嘴与肱骨内上髁之间向上，沿上臂外侧后缘，出于肩关节，绕行肩胛部，在大椎处与督脉相会，又向下进入缺盆部，联络心脏，沿着食管，通过横膈，到胃部，属于小肠。其分支从缺盆沿着颈部，上达面颊到眼外角，转入耳中（听宫穴）。另一支从面颊分出，上行目眶下，达鼻根部内眼角（睛明），与足太阳膀胱经相接，然后斜行到颧部。

本经可用于小肠和小肠经的养生保健，并可防治耳聋、耳鸣、目黄、颊肿、咽喉肿痛、肩背痛与肩臂外侧后缘的疼痛等。

本经共有19个腧穴，其中听宫、养老、后溪在养生保健中有重要意义。

7. 足太阳膀胱经

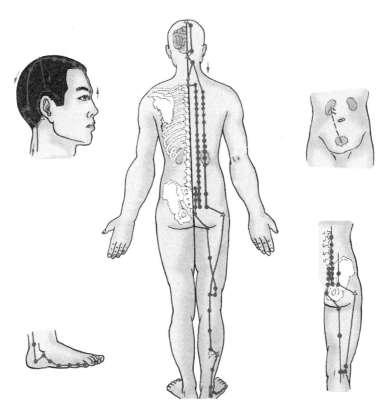

足太阳膀胱经循行图

足太阳膀胱经是十二经脉中循行路线最长、穴位最多的一条经脉。起于目内眦（睛明），上行额部，交于巅顶（百会）。它的分支从头顶分出到耳上角。直行的脉从头顶入里，络于脑，复出下行项后部，沿肩胛部内侧，夹脊旁 1.5 寸，到达腰部，进入脊旁肌肉，联络于肾，属于膀胱。一支从腰中分出，向下通过臀部，进入腘窝中。背部另一支脉通过肩胛骨内缘直下，经过臀部（环跳）下行，沿大腿后外侧，与腰部下来的支脉会合于腘窝中，由此向下通过腓肠肌，出于外踝的后面，沿第五跖骨粗隆至小趾外侧端（至阴穴），与足少阴肾经相交。

本经可用于膀胱和膀胱经的养生保健，并可防治小便不通、尿频、尿急、遗尿、尿失禁等；每个脏腑在膀胱经都有一个背俞穴，能治疗五脏六腑的病证；膀胱经通过头、项、背、腰、臀、下肢、足而贯穿全身，故能治目疾、头痛、项背、腰臀及下肢循行部位的疼痛等。

本经共有 67 个腧穴，其中肺俞、心俞、肝俞、脾俞、肾俞、胆俞、胃俞、大肠俞、小肠俞、三焦俞、膀胱俞、膏肓俞在养生保健中有重要意义。

8. 足少阴肾经

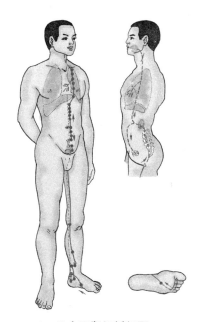

足少阴肾经循行图

足少阴肾经起于足小趾之下，斜行于足心（涌泉），出行于舟骨粗隆下，沿着内踝的后方上行进入足跟，再向上行到小腿内侧后缘，出腘窝内侧，上股内侧后缘，通向脊柱（长强），属于肾，络膀胱。还出入前，向上行腹部正中线旁开 0.5 寸，胸部前正中线旁开 2 寸，进入肺，沿喉咙，到舌根两旁。其支者从肺出来络心，注于胸中，与手厥阴心包经相交接。

本经可用于肾和肾经的养生保健，并可防治腰痛、腿脚痿软无力、精力不足、头晕、耳鸣、阳痿、早泄、遗精、水肿、小便不利、泄泻等；妇科及前阴病证、下肢后侧痛。

本经共有 27 个腧穴，其中太溪、涌泉在养生保健中有重要意义。

9. 手厥阴心包经

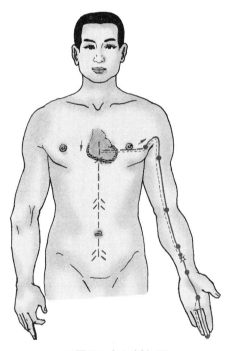

手厥阴心包经循行图

手厥阴心包经起于胸中，出属心包络，向下通过横膈，从胸至腹依次联络上、中、下三焦。胸部有一支脉，沿着胸部行于胁部，至腋下 3 寸处（天池），再上行到腋窝中，向下沿着上臂内侧，行于手太阴经和手少阴经的中间，进入肘窝中，向下行于前臂两筋之间，进入掌中，沿着中指直达其指端（中冲）。掌中还有一支脉，从劳宫分出，沿无名指到指端（关冲），与手少阳三焦经相接。

本经可用于心与心包经的养生保健，并可防治胸闷、心痛、心烦、五心烦热、面赤、目黄、心悸、失眠、癫狂、喜笑无常；经脉走行部位的胁痛、腋下痛、上肢痛、手掌痛及麻木等。

本经共有 9 个腧穴，其中内关、劳宫在养生保健中有重要意义。

10. 手少阳三焦经

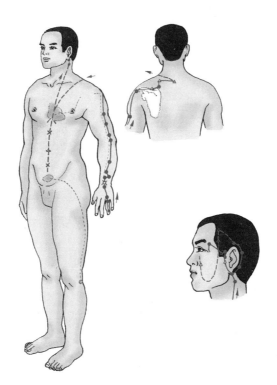

手少阴三焦经循行图

手少阳三焦经起于无名指末端（关冲），向上行于小指与无名指之间，沿着手背至腕关节，出于前臂桡骨与尺骨之间，向上通过肘尖，沿上臂外侧到肩关节，交出于足少阳经的后面，进入缺盆部，分布于胸中，脉气散布联络心包，向下通过横膈，从胸至腹，统属于上、中、下三焦。本经有一分支，从胸廓向上，出于锁骨上窝，上走颈部至耳后，沿耳后上行至耳上额角，再屈而下行至面颊部及眼眶下部。另一分支从耳后进入耳中，出行至耳前，在面颊部与前条支脉相交，到达目外眦（丝竹空之下），与足少阳胆经相交接。

本经可用于三焦和三焦经的养生保健，并可防治耳鸣、耳聋、咽喉肿痛、偏头痛、眼外角病、面瘫、面痛；胸胁、肩后、肩臂、肘外侧循行部位的疼痛等。

本经共有 23 个腧穴，其中耳门、翳风、支沟、外关在养生保健中有重要意义。

11. 足少阳胆经

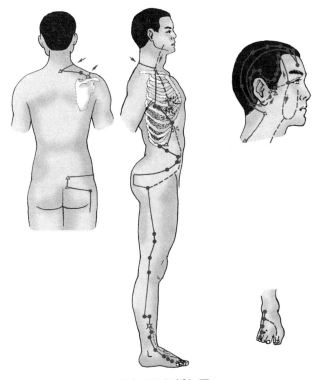

足少阳胆经循行图

足少阳胆经起于目外眦（瞳子髎），向上行到额角，下耳后，沿颈部向后交会于大椎穴；再向前入缺盆部，入胸过膈，络于肝，属于胆，沿着胁肋内，出于腹股沟动脉部，绕阴部毛际，横行进入髋关节部（环跳）。一分支从耳后入耳中，出走耳前，达目外眦后向下经颊车，在颈部向下会合于前脉于缺盆，从缺盆下行腋下，沿胸侧，经过季肋，下行与前脉会合于髋关节部，再向下沿着大腿外侧，出膝外侧，下行经腓骨前面，直下达腓骨下端到外踝前，从足背部进入第四趾外侧端（足窍阴）。另一支从足背分出，沿第一、二跖骨之间，出于大趾端（大敦），与足厥阴肝经相交接。

本经可用于胆和胆经的养生保健，并可防治胁痛、口苦、黄疸、耳鸣耳聋、外眼病、头痛、下颌痛、咽喉病及其循行路线的缺盆痛、胸胁痛、腹股沟痛、髋关节痛、下肢外侧与足外侧疼痛等。

本经共有 44 个腧穴，其中阳白、听会、风池、环跳、风市、阳陵泉在养生保健中有重要意义。

12. 足厥阴肝经

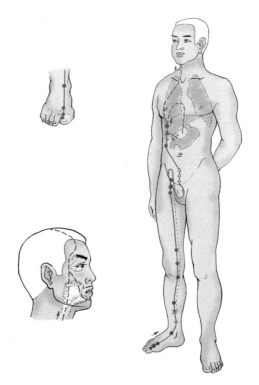

足厥阴肝经循行图

足厥阴肝经起于足大趾（大敦），沿着足背上行到内踝前一寸处，沿着小腿内侧行至内踝上八寸处，交出足太阴脾经的后面，上行过膝内侧，沿着大腿内侧进入阴毛中，环绕阴部，上达少腹，挟胃旁，属于肝，络于胆。向上通过横膈，分布于胁肋部，沿着喉咙的后面，向上进入鼻咽部，上行连接"目系"（眼球连接于脑的部位），向上出于前额，与督脉交会于巅顶部。一分支从目系分出，下行颊里，环绕在口唇内。又一分支从目出，通过横膈，上注于肺，与手太阴肺经相连接。

本经可用于肝和肝经的养生保健，并可防治因肝失疏泄而致的胁痛、嗳气、呕逆等；肝阳上亢而致的头痛头晕、耳鸣、耳聋、目赤肿痛等；肝风内动而致的癫痫、惊风等；妇科病、男性病、前阴病；经脉循行部位的病症。

本经共有 14 个腧穴，其中期门、太冲在养生保健中有重要意义。

13. 任脉

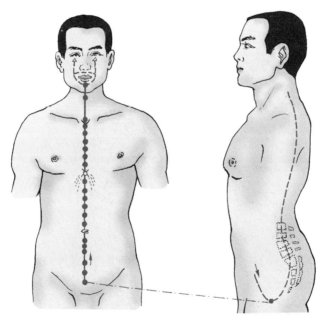

任脉循行图

任脉起于少腹内，下出会阴，向上行于阴毛部，沿着腹内，向上经过关元等穴，通过上腹，经胸部正中线至咽喉部，再向上环绕口唇，经过面部，进入目眶下（承泣）。

本经可用于任脉的养生保健，并可防治不孕不育、月经不调、痛经、闭经、带下、阴挺、阳痿、早泄、遗精、遗尿、睾丸及前列腺疾病、疝气、女性盆腔炎症及肿块等。

本经共有 24 个腧穴，其中膻中、中脘、神阙、气海、关元、中级、曲骨在养生保健中有重要意义。

14. 督脉

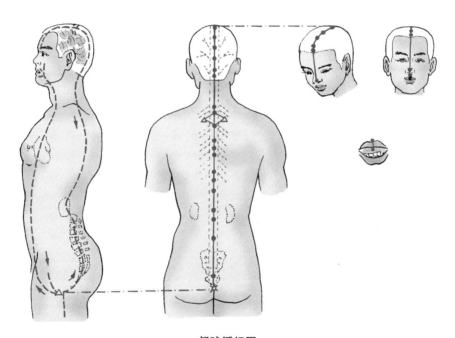

督脉循行图

督脉起于少腹内，下出于会阴部，向后行于脊柱的内部，沿后正中线上达项后风府，进入脑内，上行巅顶，沿前额下行至鼻柱。

本经可用于督脉的养生保健，并可防治腰脊强痛、头痛头重、癫痫、中风、惊风等神志病；痴呆、耳鸣、眩晕、健忘等。

本经共有 29 个腧穴，其中百会、大椎、命门、腰阳关在养生保健中有重要意义。

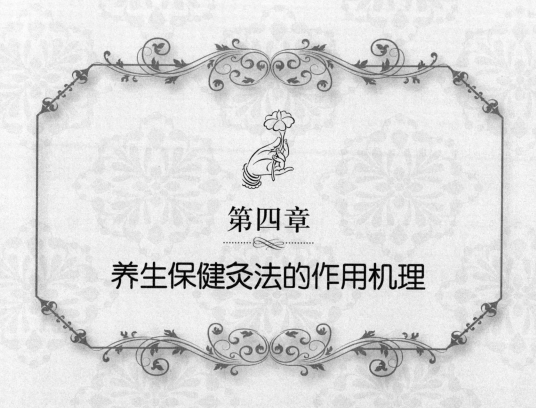

第四章

养生保健灸法的作用机理

一、平衡阴阳

在正常情况下，人体的阴阳始终保持着相对平衡状态，即"阴平阳秘"。如果阴阳失去平衡，则发生阴阳的偏盛偏衰，即"阳胜则阴病、阴胜则阳病"，而导致疾病的发生，久之就会身形衰老。灸法可调整阴阳的偏盛与偏衰，达到预防与治疗疾病的目的，也有抗衰老的作用。灸法调整阴阳，是通过经络、腧穴的配伍和腧穴的刺激作用，或应用补泻手法实现的。如阴病灸阳经，阳病灸阴经，阳盛用泻法，阴盛用温补法。在具体应用时，如肝阳上亢者，取肝经的太冲，胆经的阳陵泉，膀胱经的肝俞，灸用泻法，有平肝潜阳作用；肾阳不足者，取督脉的命门，膀胱经的肾俞，任脉的关元，灸用补法，以达到温补肾阳之目的。

二、调节脏腑

人体是以五脏六腑为中心，与人体各个组织器官相互联系与协调，从而维持了人体的正常生理功能。如心主血脉，主神志，维持了人体血液循环系统与精神、神志系统的生理功能；肺主呼吸，维持人体呼吸系统的生理功能；脾主运化，维持了人体消化吸收系统的生理功能，并参与人体的水液代谢；肝主藏血，主疏泄，维持了人体血液循环的调节与人体情志系统的生理功能；肾主藏精，主骨，主水液，维持了人体的生殖发育与骨髓系统及水液代谢系统的生理功能。人体各脏腑与人体各组织器官有着密切联系，如心开窍于舌，其华在面；肺开窍于鼻，其华在皮毛；肝开窍于目，其华在爪甲；脾开窍于口，主四肢肌肉；肾开窍于耳，其华在发等。因此，脏腑的生理功能，也维持了各组织器官的生理功能活动，并达到协调统一。

如脏腑生理活动失调，则会影响人体各系统的功能活动，从而导致各脏腑与各组织器官疾病发生，也会引起人体功能衰退与形体衰老。

灸法可调整脏腑与各个组织器官的功能，祛除各种致病因素以减少对脏腑的损伤，以达防病治病之目的。具体应用时，主要根据辨证，通过在经络腧穴的施灸，以取防治之效。如取心俞、肺俞、肝俞、脾俞、肾俞、胆俞、中脘等腧穴，并根据循经取穴等取穴方法，组成灸疗处方，确定治法进行施灸，可调整脏腑功能。又如，肾气和肾精不足而致的腰膝无力，行动迟缓，记忆力减退，耳鸣耳聋，牙龈松动，发白发脱等，辨证分型为肾气不足、肾精亏虚，故而引起形体衰老，并影响了与肾相关的组织器官功能衰退。施灸时取肾俞、关元、气海，以补益肾气，益精填髓；配百会、听宫、绝骨、太溪等，以壮骨、健脑、聪耳乌发，共奏补肾、抗衰老之效。

三、疏通经络

经络遍布全身，内属脏腑，外络肢节，是沟通人体体表、四肢、五官九窍的桥梁，把人体联成一个有机整体，又是人体气血运行的通道，从而维持了人体正常的生理功能。如经络功能失调，首先导致脏腑功能失调，则可产生整体与局部的病症，亦可导致形体衰老；如外邪侵袭经络，外伤损伤经络，或因其他治病因素导致经络阻塞，可引发疾病的产生与人体衰老。

灸法，可疏通经络，扶经络之正气，祛经络之病邪，行经络之气血。具体应用时，可遵循经络辨证与辨病，应用循经取穴与配伍，施用不同的灸治方法，以达防病治病与延缓衰老的目的。

四、扶正祛邪

中医学把各种致病因素统称"邪气"，把人体正常功能活动及人体具备的抗病能力和康复能力称为"正气"。疾病的发生、发展及转归的过程，是正气与邪气相互斗争的结果。如果正气充盛，邪气不足以治病；正气虚衰，邪气就会趁虚侵入而致病。正所谓"正气存内，邪不可干"，"邪之所凑，其气必虚"。正气不足是疾病发生的内在因素，邪气是发病的重要条件，故扶正祛邪为辨证论治的重要法则。

灸法可扶助正气，祛除病邪。如脏腑正气不足，取具有补益脏腑正气的腧穴，如心俞、肺俞、肝俞、脾俞、肾俞、胆俞、气海、关元等腧穴，并用补法，可补益脏腑正气，增强抗病能力；经络正气不足，可取本经腧穴或配有补益正气的重点腧穴，如胃经的足三里，脾经的三阴交，任脉的气海、关元等，用补法进行施灸，以补益经络正气。如脏腑病邪较盛，邪气侵犯经络者，取本经腧穴或配有显著祛邪作用的腧穴，如大椎、曲池、外关、合谷、风池等，用泻法进行施灸，以祛除病邪，清除致病因素。如正虚邪实，虚实夹杂时，取具有补益作用与祛邪作用的腧穴进行施灸，可扶正祛邪，以达防病治病、强身健体之目的。

五、行气活血

气与血都来自脾胃所化的水谷精微和精之所化（精化气，精化血），均是不断运动的精微物质，但血流脉中，气可达全身。气血的运行维持了人体的正常生理功能。"气为血之帅"，具体来说，气能生血，能行血，能摄血，也就是说，气可化生血，气是血运行的动力泵，气能使血运行在血脉中，而不溢于脉外。另外，血又为气之载体，气依附于血之中，犹如船为血，则操纵者坐于船上，驾驭船行，故"血为气之母"。气与血相依存，它们的正常运行，维持了人体正常的生理功能。若气血运行不畅，则会气滞血瘀，因而引起疾病与人体衰老。

灸法可使局部乃至全身感到温暖舒适，灸的温热刺激可使气机调畅，营卫和谐，起到行气活血的作用。无病常灸可调畅气机，助血运行，从而耳聪目明，延年益寿；若气血运行不畅时，则可行气活血，达防病治病之目的。在具体应用时，根据气血的关系，经络辨证取穴，取具有行气活血作用的腧穴进行施灸。正如《神灸经纶》曰："夫灸取于火，以火性热而至速，体柔而用刚，能消阴翳，走而不守，善入脏腑，取艾之辛香作炷，能通十二经，入三阴，理气血，以治百病，效如反掌。"

六、灸药结合

治病的方法有针灸结合、针药结合或针灸药结合者，但均是两种或三种治法的同时应用。在养生保健灸法中，笔者独创何氏药物铺灸疗法，将灸药结合在一体，是将具有养生保健作用的中药配方，研为粉末，铺撒在施灸腧穴与穴区的皮肤上，在药物之上铺置姜饼，进行施灸的一种灸法。在药物之上进行施灸，发挥灸疗与药物的双重作用，更能发挥防病治病与养生保健的效果。

七、调节作用

灸法有调节脏腑、气血、经络等作用。艾灸作为一种非特异性的刺激，首先产生一种应激反应，会产生一种冲动，从而激发机体产生一系列的调节功能，从而产生一种反馈性的良性调节作用，进而发挥防病治病、养生保健的作用。

1. 双向调节

灸法可以使经络腧穴产生兴奋与抑制，作用机体后，使失常的生理状态朝着正常状态的方向发生转化，使紊乱的功能恢复正常。灸疗后，对于衰退、低下者可使之增强；对于亢奋、亢进者可使之抑制或降低。如灸肝俞穴，可使肝血不足等衰弱的病证得以强壮，使肝阳上亢得以潜降。又如，灸天枢穴，可使肠虚的慢性腹泻得以固涩，也可使肠实的便秘得以通降。凡此种种，举不胜数。

2. 整体调节与局部调节

灸疗某一部位的腧穴，对本穴局部与邻近部位的功能有调节作用，从而达到治疗局部病症的作用，是每一个腧穴的基本规律。灸疗的整体调节作用，一是指经络腧穴对多个脏腑、多个组织器官、多个系统的调节作用；二是指对某一器官功能的调节作用，是通过该器官所属的系统，甚至全身各系统的功能起调节作用。例如，灸疗关元穴，对关元穴部位有调节作用，又对肠胃系统乃至全身各系统都有调节作用。具体应用时要根据局部与整体的关系，应用局部取穴与辨证取穴及循经取穴，或局部取穴与整体取穴相结合，以达调节与治疗目的。

3. 品质调节与自律调节

品质调节，一是指经络腧穴可提高体内各调节系统的品质，从而增强了自身调节能力，以维持各生理功能的稳定性，生理功能的品质与稳定性提高了，就可减少疾病的发生，以达养生保健的作用；二是灸疗对正常的生理无影响，又对病理现象有调节作用，无论对机体的正常状态，还是病理状态，都提高了调节系统的品质，增强了调节能力，达到防病保健之目的。例如，人体的阴阳，始终处在一个相对平衡的生理状态，这种平衡是经过不断调节而实现的，经常艾灸可提高阴阳平衡的品质。处于阴阳失调的病理状态时，则可通过灸疗，对阴阳失衡进行调节，以达到新的平衡。

自律调节是指艾灸的调节规律，因为艾灸的调节必须通过脏腑、经络等有关组织器官的整体性与完整性来实现，如脏腑与各组织器官有统一性与完整性，每条经络也有完整性与统一性。在灸疗时，根据这一规律取穴与配穴，以纠正失调与紊乱的生理状态，达到防病治病与养生保健之目的。

4. 调节免疫

现代研究表明，灸法可改变机体特异性或非特异性与细胞免疫功能，提高机体的免疫力，从而达到防病治病和养生保健的作用。如灸足三里、气海、命门穴，能明显提高老年人红细胞免疫功能；灸大椎穴，可提高吞噬细胞的免疫功能；直接灸可提高血清中免疫球蛋白含量；铺灸督脉穴，具有调节机体免疫功能，从而提高细胞免疫和抑制体液免疫的作用等。养生保健灸法中，常用的腧穴如膻中、中脘、气海、关元、足三里、三阴交、背俞穴等，都具有增强免疫功能的功效，灸之可发挥防病保健的作用。

八、养生保健

灸法有养生保健的作用，一是指无病先防，人在无病时而灸，可扶助正气，正气充足，则虚邪贼风等邪气不能侵犯人体，即中医所谓的"正气存内，邪不可干"，正是中医"治未病"的理念。民间有俗语说："若要身体安，三里常不干"，"三里灸不绝，一切灾病息"。是讲灸足三里，有扶助正气、养生保健的作用。此外，还有气海、关元等腧穴，均可扶助正气，增强机体的抗病能力，从而达到防病养生之目的。二是有病早治，有病及时使用灸疗，扶正祛邪，不使病变进一步发展，尽快向痊愈的方面逆转，以达防治疾病的作用。三是病后调养，在疾病减轻或愈后继续使用灸法，调养正气，以防病情复发，以达养生保健之目的。

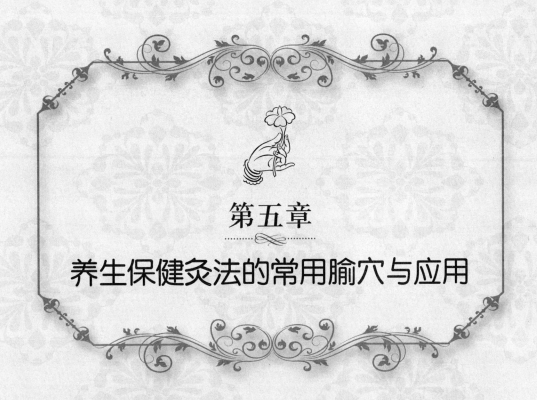

第五章

养生保健灸法的常用腧穴与应用

人体腧穴可分为十四经穴、经外奇穴和阿是穴三大类。十四经穴是指有固定名称和固定位置的十二正经腧穴和任脉、督脉的腧穴，简称"经穴"；经外奇穴是指有固定名称与固定位置，尚未归经或不便归经的腧穴，又称"奇穴"；阿是穴是指无固定名称和位置的敏感点、压痛点，作为针灸施术部位的一类腧穴，又称"天应穴""不定穴"。

本章重点介绍具有养生保健作用的常用腧穴，作为养生保健灸法的常用灸穴，按部位划分，掌握其归经、定位、应用及按语，便于在养生保健灸法中应用。

第一节　头面部腧穴

1. 百会

【归经】督脉。

【定位】后发际正中直上 7 寸，或当头部正中线与两耳尖连线的交点处。

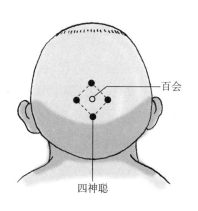

【应用】①用于脑的养生保健，如大脑发育迟缓、记忆力减退、思维迟钝等，可预防脑神经衰弱、失眠多梦、脑萎缩、老年性痴呆、脑血管疾病等。②用于防治头面部疾病，如头痛、头晕、斑秃、头发早白、面瘫、白癜风、眼睑下垂、耳鸣耳聋等。③用于清阳不升而致的子宫脱垂、脱肛、遗尿等。

【按语】头为清阳之府，清阳之会，脑髓所在之处。灸百会穴有升阳举陷、健脑益智、养颜美容、抗衰养生等作用，常配其周围的四神聪穴一起应用。

2. 四神聪

【归经】经外奇穴。

【定位】在头顶部，当百会前、后、左、右各 1 寸，共四穴。

【应用】①用于脑的养生保健，如记忆力减退、失眠多梦等，可预防脑神经衰弱、脑萎缩、老年性痴呆等。②用于精神因素而致的容颜衰老、面部色斑、脱发、神经性皮炎等。③常用于治疗头痛、头晕、癫痫、震颤等。

【按语】四神聪在百会穴周围，施灸时常与百会穴组成一个穴区，有健脑安神、相辅相成之效。

3. 头维

【归经】足阳明胃经。

【定位】当额角发际上 0.5 寸，头正中线旁，距神庭 4.5 寸。

【应用】①用于头面部的养生保健，可防治头面部气血不足、经络不通而致的疾病。②常用治额颞部皱纹、脱发、斜视、面瘫、面肌痉挛、偏头痛等。

【按语】头维为足阳明胃经循行至头部的一个重要腧穴，阳明经为多气多血之经，气血上行而滋养头面，对头面部养生保健有重要作用。若阳明经脉虚衰或不通，则导致头面部疾病，或面容衰老、色斑

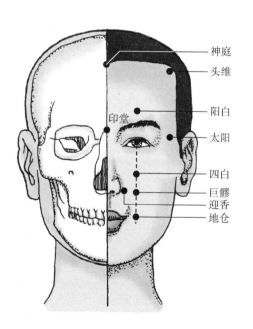

等损容性疾病。灸头维穴可扶阳明气血，通阳明之络，祛阳明之邪，从而达到养生保健、美容祛斑、防治头面部疾病的目的。

4. 印堂

【归经】督脉。

【定位】在额部，当两眉头的中间。

【应用】①用于头面部的养生保健，可防治头面部病症。②用于容颜衰老、面部皱纹、印堂发暗、颜面痤疮等损容性疾病。③常用于治疗头痛头晕、眼部疾病、面瘫、面肌痉挛。

【按语】印堂穴归督脉，是气血聚集之处，故在头面部的养生保健中有重要作用。印堂位于头面的中心，看容颜好坏首观印堂，一般印堂明亮有光泽者，则面容也较好；印堂晦暗者，面容也不好。灸印堂可疏通面部经络，治疗头痛头晕、面肌痉挛及邻近的眼部疾病有良效。

5. 阳白

【归经】足少阳胆经。

【定位】目正视，瞳孔直上，眉上 1 寸。

【应用】①用于头眼部的养生保健，可防治头眼部疾病。②用于治疗额眼部皱纹、斜视、眼睑下垂。③常用治头痛眼花、面瘫、面肌痉挛、眶上神经痛、三叉神经痛等。

【按语】阳白穴位于眉上，对此处色斑、额眼部皱纹有治疗作用，常配合面部其他灸穴治疗面瘫、眼睑下垂、斜视等损容性病变。但灸疗时间不宜过长，注意保护好眼部。

6. 太阳

【归经】经外奇穴。

【定位】在颞部，当眉梢与目外眦之间，向后约一横指的凹陷处。

【应用】①用于头面部的养生保健，可防治头面部病症。②用于治疗面部黄褐斑、眼睑下垂、鱼尾纹、斜视等。③常用于治疗头痛头晕、三叉神经痛、面瘫、面肌痉挛等。

【按语】灸太阳穴具有驱散外邪、清利头目、调理头面部气血运行等作用，但灸疗时间不宜过长，注意保护眼睛和面部。

7. 四白

【归经】足阳明胃经。

【定位】目正视，瞳孔直下，当眶下孔凹陷处。

【应用】①用于面部的养生保健，可预防面部病症。②用于治疗容颜衰老、面部色斑、痤疮、眼睑下垂、眼袋、皱纹等。③常用于治疗面痛、面瘫、面肌痉挛、斜视等。

【按语】四白穴位于面部，是足阳明胃经循行至面部的腧穴，它可布散气血至面部而滋养面容，是美容养颜、祛斑抗皱的重要腧穴，也称"美白穴"。四白穴及其周围为黄褐斑、雀斑的好发部位，灸之可行气活血、疏通面部经络，可达到美容养颜、祛斑抗皱、抗衰老与治疗损容性疾病的目的。灸四白穴，可疏通面部经脉，对面痛、面瘫、面肌痉挛有良效。

8. 巨髎

【归经】足阳明胃经。

【定位】目正视，瞳孔直下，平鼻翼下缘处，当鼻唇沟的外侧。

【应用】①用于面部养生保健，可预防面部病症。②用于治疗面部色斑、面部肌肤松弛、面部痤疮等损容性病症。③常用治面痛、面瘫、面肌痉挛等。

【按语】本穴在颧部之处，可疏通面部经脉，常用于面部的养生保健及面部病变的防治。

9. 颊车

【归经】足阳明胃经。

【定位】在下颌角前上方约一横指，按之凹陷处，当咀嚼时咬肌隆起最高点处。

【应用】①用于面部养生保健，可防治面部病症。②用于治疗面颊部的面部色斑、面部肌肤松弛、面部肌肉萎缩、痤疮、白癜风。③常用治面痛、面瘫、面肌痉挛等。

【按语】本穴为足阳明胃经在面颊部的腧穴，对面部有养生保健作用。灸疗可疏通面部经络，供给面部营养，对于颜面气血不足及经络失调而致的容颜不华、色斑等有治疗和保健作用，常用于治疗面瘫、面颊部肌肤松弛、面部肌肉萎缩等损容性疾病。

10. 迎香

【归经】手阳明大肠经。

【定位】在鼻翼外缘中点旁开约 0.5 寸，当鼻唇沟中。

【应用】①用于鼻面部的养生保健，可预防鼻面部病症。②常用治黄褐斑、酒渣鼻、鼻炎、痤疮、口鼻㖞斜等。

【按语】本穴名为迎香，与脾胃饮食有关。灸本穴可促进脾胃功能，增进食欲，促进营养的消化和吸收，使气血充盈于面部，起美容养颜的作用。又可疏通面部经络，祛除面部病邪，达到美容祛斑之目的，也是治疗酒渣鼻、口鼻㖞斜等损容性疾病的重要腧穴。

11. 地仓

【归经】足阳明胃经。

【定位】目正视，瞳孔直下，平嘴角。

【应用】①用于口、面部养生保健，可防治口、面部病症。②常用治口唇不华、口部色斑、面部肌肤松弛、面部肌肉萎缩、口角㖞斜、流涎等。

【按语】本穴为足阳明胃经在面颊部的腧穴，灸疗可疏通面部经络，供给面部营养，对于颜面气血不足及经络失调而致的容颜不华、色斑等有治疗和保健作用，常用于治疗面瘫、面颊部肌肤松弛、面部肌肉萎缩等损容性疾病。

12. 耳门、听宫、听会

【归经】耳门归于手太阳三焦经，听宫归于手少阳小肠经，听会归于足少阳胆经。

【定位】耳门在耳屏上切迹之前方与下颌髁状突稍上方之凹陷处，张口取穴。听宫在耳屏与下颌关节之间，微张口时呈凹陷处。听会在耳屏切迹前，当听宫直下，下颌髁状突之后缘张口取穴。

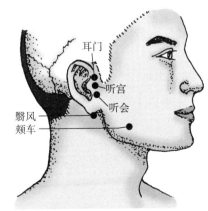

【应用】①用于耳部的养生保健，可防治耳部的病症。②常用治耳鸣、

耳聋、面痛等。

【按语】耳门、听宫、听会分别位于三焦经、小肠经、胆经，但均在耳前与耳部相通，具有调节三焦、小肠、胆的生理功能，疏通耳部经脉，对耳的养生保健有重要作用，并可防治耳聋、耳鸣等。

13. 翳风

【归经】手少阳三焦经。

【定位】在耳垂后，下颌角与乳突之间的凹陷中。

【应用】①用于耳的养生保健，可防治耳部的病症。②常用治耳鸣、耳聋、面痛、牙关紧闭、颊肿等。

【按语】本穴在耳后，与耳脉相通，可用于耳的养生保健，并可防治耳鸣、耳聋等。又为祛风之要穴，常与面部的腧穴相配，治疗因风邪而致的面瘫、牙关紧闭等。

第二节　四肢、躯干部腧穴

1. 肩髃

【归经】手阳明大肠经。

【定位】在肩峰前下方，三角肌上部的中央。当上臂外展至水平时，在前方的凹陷处。

【应用】①用于肩关节与大肠经的养生保健，可预防肩关节与上肢的病症。②常用治肩痛、功能活动受限、上肢痛、上肢瘫痪等。

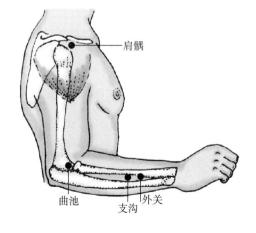

【按语】本穴为肩关节处的重要腧穴，灸疗对肩关节有养生保健作用；又为治疗肩关节病症之要穴，常与肩部其他腧穴配合应用。

2. 肩井

【归经】足少阳胆经。

【定位】位于大椎与肩峰之间的中点，肩部最高处。

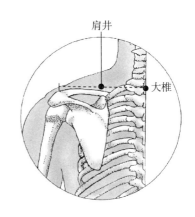

【应用】①用于肩部的养生保健，可防治肩背痛、手臂不举等。②可缓解人体疲劳。

【按语】本穴在肩上部，可用于肩部的养生保健与肩背部病症，常灸本穴有缓解疲劳的作用。

3. 曲池

【归经】手阳明大肠经，合穴。

【定位】屈肘呈直角，在肘横纹外侧端与肱骨外上髁连线的中点处。

【应用】①用于肘关节与大肠经的养生保健，可预防肘关节、上肢及大肠经的病症。②用于面部的黄褐斑、雀斑等损容性病症。③常用治肘关节疼痛、屈曲不利、上肢疼痛麻木、上肢瘫痪等。④可治疗皮肤病，如风疹、湿疹、荨麻疹、日光性皮炎、神经性皮炎、白癜风、酒渣鼻等。

【按语】本穴在肘关节处，为手阳明大肠经的合穴，常用于肘关节与大肠经的养生保健；有清泻阳明的作用，可用于治疗阳明热盛而致的面部色斑、酒渣鼻；又有抗过敏的功效，常用于皮肤病的治疗。

4. 尺泽

【归经】手太阴肺经，合穴。

【定位】在肘横纹中，肱二头肌腱桡侧凹陷中。

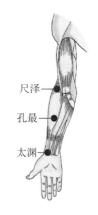

【应用】①用于肘关节与肺经的养生保健，可预防肘关节与肺经的病症。②用于面容衰老、面部色斑、皮肤粗糙等损容性病变。③常用治肘关节疼痛、屈曲不利、上肢痛与麻木、上肢瘫痪无力。④常用治肺经疾患，如咳嗽、哮喘、容易感冒、皮肤病症等。

【按语】本穴在肘关节处，可用于肘关节的养生保健与肘关节病症；又为手太阴肺经之合穴，肺主皮毛，故用于治疗面容不华、色斑、皮肤干燥与各种皮肤病等；又能补益肺气，滋阴润肺，常用治肺系疾患。

5. 孔最

【归经】手太阴肺经，郄穴。

【定位】在前臂掌侧，当太渊与尺泽的连线上，太渊上 7 寸。

【应用】①用于肺经的养生保健，可防治咳嗽、气喘、咯血、鼻衄、咽喉肿痛等。②常用治上肢疼痛、麻木、屈伸不利等。

【按语】本穴为手太阴肺经的郄穴，灸之对肺经有养生保健的作用，可防治肺经病症，对咯血、鼻衄有良效。

6. 支沟

【归经】手少阳三焦经，经穴。

【定位】腕背横纹上 3 寸，尺骨与桡骨正中间。

【应用】①用于上肢及三焦经的养生保健，可预防上肢及三焦经的病症。②常用治面部色斑、大便秘结、上肢痛、麻木瘫痪等。

【按语】本穴有通利三焦的作用，灸之可治疗手少阳三焦经功能失调与大便秘结而致的面部色斑。因三焦经气不利，肠道传导失职而引起大便秘结，毒素不能排出体外而上犯面部，引起面容不华与色斑，因此，临床上一部分患者面部出现色斑是因为长期便秘所致。支沟穴有良好的通便作用，在灸疗时配伍其他腧穴，则效果更好。如肠燥便秘配大肠腧、天枢；血虚便秘配血海；气虚便秘配关元；热证便秘配曲池；阴虚便秘配三阴交。这样才能达到治病求本、标本兼治的目的。

7. 外关

【归经】手少阳三焦经，络穴，八脉交会穴（通于阳维脉）。

【定位】腕背横纹上 2 寸，尺骨与桡骨正中间。

【应用】①用于上肢与三焦经的养生保健。②常用于治疗上肢疼痛、麻木、屈伸不利等。

【按语】本穴为上肢的重要腧穴，可疏通上肢经脉，用于上肢的养生保健与上肢病症。灸疗外关穴有祛风散邪的作用，可治疗病邪上犯面部、经脉阻滞不通而致的面部色斑，亦可治疗外邪而致的面瘫、面部痉挛、面部痤疮、皮炎等损容性病变。

8. 内关

【归经】手厥阴心包经，络穴。

【定位】在腕横纹上 2 寸，掌长肌腱与桡侧腕屈肌腱中间。

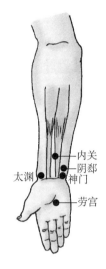

太渊　内关　阴郄　神门　劳宫

【应用】①用于心与心包经的养生保健，可防治心悸、心烦、失眠、心痛等。②常用治胸痛、胃脘腹痛、恶心呕吐、呃逆、癫痫、上肢痛、屈伸不利、麻木不仁等。

【按语】本穴为手厥阴心包经之络穴，亦为八脉交会穴，通阴维脉，为养心护心之要穴，常灸之可缓解心脏疲劳，预防心脏病发作，防治心痛、心悸等症；又有理气宽胸、降逆和胃的作用，常用治胸闷、胸痛、胃脘腹痛、恶心呕吐、呃逆等症。

9. 合谷

【归经】手阳明大肠经，原穴。

【定位】在手背，第 1、2 掌骨间，当第 2 掌骨桡侧的中点处。

合谷

【应用】①用于养生保健，对人体多种机能有调节作用。②善治头面五官疾患，如头痛头晕、目赤肿痛、鼻衄、齿痛、咽喉肿痛、口眼㖞斜、面肌痉挛等。③用于面部的养生保健，如面容不华、面部色斑等。④亦可用于治疗感冒无汗、多汗、闭经、滞产、乳少、泄泻、痢疾等。

【按语】本穴对人体的脏腑、阴阳、气血、经络等有扶正祛邪作用，常灸本穴有很好的养生保健作用；本穴所在经络循行于面部，故有"面口合谷收"之说，善治头面部疾病；本穴有祛风散邪作用，常用治外感等风邪而致的病症；又有通经止痛之效，用于治疗各种疼痛、月经不调、痛经、闭经等。面容衰老与面部色斑等损容性疾病，多与阳明经有关。灸合谷穴，一可补阳明气血，以养容颜；二可通阳明经络，维持面部气血运行的生理功能；三可驱散病邪，起养荣祛斑的作用；四可治疗损容性病变而达到治病防衰的目的。本穴为手阳明大肠经的合穴，可用于大肠经的养生保健，防治腹泻、便秘、痔疮下血等。

10. 列缺

【归经】手太阴肺经，络穴。

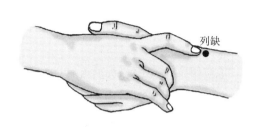

【定位】在桡骨茎突的上方，腕横纹上 1.5 寸。

【应用】①用于肺经的养生保健，可防治肺经病症而致的咳嗽、气喘、咽喉肿痛等。②常用治头面部疾患，如头项强痛、口眼㖞斜、牙关紧闭等。③可防治手腕疼、麻木无力等。

【按语】本穴为手太阴肺经之络穴，可用于肺经的养生保健，对肺经病症而致的咳嗽、气喘、咽喉肿痛有防治作用。有"头项寻列缺"之说，对头项、面部疾患有良效。

11. 太渊

【归经】手太阴肺经，输穴，原穴，八会穴之脉会。

【定位】在掌后横纹上，桡动脉桡侧凹陷中。

【应用】①用于肺经的养生保健，可防治肺经病症而致的咳嗽、气喘、咳血、咽喉肿痛等。②常用治胸痛、心悸、前臂内侧痛等。

【按语】本穴为手太阴肺经之输穴、原穴，可用于肺部的养生保健，并可防治肺经病症而致的咳嗽、气喘、咳血、咽喉肿痛等。又为八会穴之脉会，可防治血脉相关的病症。

12. 养老

【归经】手太阳小肠经，郄穴。

【定位】在尺骨小头背面，取穴时掌心对胸，当尺骨茎突之桡侧骨缝中。

【应用】①用于手太阳小肠经的养生保健，可防治肠鸣泄泻、腹痛等。②本穴有养生保健作用，用于抗衰老、头晕眼花等。③常用治肩、背、肘、臂酸痛等。

【按语】本穴为手太阳小肠经之郄穴，对小肠经有养生保健作用，可防治小肠经病症。穴名"养老"，有养生、抗衰老作用。

13. 后溪

【归经】手太阳小肠经，输穴。

【定位】微握拳，当第5掌骨小头后之尺侧赤白肉际凹陷处。

【应用】①常用于头面五官的养生保健，可防治头痛、项强、目疾、耳鸣耳聋等。②常用治肘臂及手指拘挛、热病、癫痫、疟疾、盗汗等。

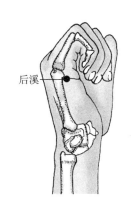

【按语】本穴为手太阳小肠经之输穴，通于头面五官，可用于头面五官的养生保健与头面疾病。又为手指部之要穴，可防治上肢、手指病症。

14. 劳宫

【归经】手厥阴心包经，荥穴。

【定位】仰掌，在第2、3掌指关节之后的掌骨面，偏于第3掌骨桡侧。

【应用】①用于心包经的养生保健，可防治心痛、心烦等。②常用治癫痫、狂躁、口疮、鹅掌风等。

【按语】本穴为心包经之荥穴，可养心。用于心包经的养生保健；又可清心安神，善治心痛、心烦、癫狂、口疮、口臭等。

15. 阴郄

【归经】手少阴心经，郄穴。

【定位】在尺侧腕屈肌腱之桡侧，腕横纹上5分处。

【应用】①用于心经的养生保健，可防治心痛、心悸、惊恐等。②常用治盗汗、潮热等。

【按语】本穴为手少阴心经的郄穴，有养心安神的作用，可防治心经疾患，如心痛、心悸、惊恐等；又可滋阴，善治盗汗、潮热。

16. 神门

【归经】手少阴心经，输穴，原穴。

【定位】在豌豆骨与尺骨关节部的腕横纹上，当尺侧腕屈肌腱之桡侧凹陷中。

【应用】①用于心经的养生保健，可防治心痛、心烦等。②常用治惊悸、失眠、健忘、怔忡、癫痫等。

【按语】本穴为手少阴心经的输穴与原穴，一为养心治心之要穴，可防治心痛等症；二可养心安神，故称"神门"，可防治心神不安而致的各种病症。

17. 戒烟穴

【归经】经外奇穴。

【定位】在腕部，阳溪穴与列缺穴之间，距阳溪穴以拇指宽的凹陷中。

【应用】用于戒烟与肺经的养生保健，可预防咳喘、头痛、手腕痛等。

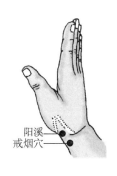

【按语】本穴为经外奇穴，也是一个经验穴，建议收入肺经，实践证明其有戒烟作用。

18. 环跳

【归经】足少阳胆经。

【定位】在股骨大转子与骶管裂孔的连线上，中 1/3 与外 1/3 交点处，侧卧屈膝取穴。

【应用】①用于胯部的养生保健，可预防胯关节的病症。②常用治腰胯痛、下肢痛、下肢痿痹、半身不遂等。

【按语】本穴为臀胯部的重要腧穴，主要用于胯关节的养生保健，可预防腰胯部的疼痛、坐骨神经痛、半身不遂等。

19. 风市

【归经】足少阳胆经。

【定位】大腿外侧正中，腘横纹上 7 寸。

【应用】①用于下肢的养生保健，可预防下肢病症。②用于风邪而致的面部疾患的防治。③常用治下肢疼痛、麻木、瘫痪等。

【按语】"风为百病之长"，风市为祛风要穴。风邪上袭，可致面容病变；风邪内侵，可致人体、脏腑、气血、经络等功能失调，为危害人体健康与产生疾病的重要原因之一，主要用于风邪而致各种病症的防治。

20. 梁丘

【归经】足阳明胃经，郄穴。

【定位】屈膝，在髂前上棘与髌骨外上缘连线上，髌骨外上缘上 2 寸。

【应用】①用于膝部与胃经的养生保健，可防治膝关节与胃经的病症。②用于面色萎黄不华、面部色斑、湿疹、皮炎等。③常用治膝关节痛、屈曲不利、胃胀、胃痛、消化不良等。

【按语】本穴为足阳明胃经的郄穴，一可补益胃经之气血，气血充盈，人体的面容得以滋养，可养生防衰；二可通阳明之络，善于治膝关节疼痛、屈曲不利；三可调理胃腑，治疗胃部疾病。

21. 血海

【归经】足太阴脾经。

【定位】屈膝，在髌骨内上缘上 2 寸，当股四头肌内侧头的隆起处。

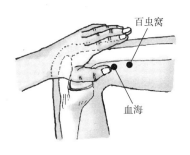

【应用】①用于血与膝关节的养生保健，预防血与膝关节的病症。②用于月经不调、痛经、闭经、崩漏等。③用于血虚失养而致的面色苍白、血瘀所致的面色青紫、面部色斑等损容性病变。④常用治膝关节痛、屈曲不利、下肢不遂、麻木无力等。

【按语】人体各脏腑与组织器官需血的滋养，才能维持正常的生理功能活动。本穴能补血养血，是养生保健的重要腧穴；血瘀不畅则脏腑功能失调，经络阻滞不通，不通则痛，如出现头痛、心绞痛、膝痛、痛经、闭经、月经不调、崩漏等症，常与膈俞、心俞等穴配伍应用。

22. 阳陵泉

【归经】足少阳胆经，合穴，胆下合穴，八会穴之筋会。

【定位】腓骨小头前下方的凹陷中。

【应用】①用于胆与筋的养生保健，可防治胆经与筋的病症。②用于胁肋疼痛、口苦、黄疸、胆囊炎、胆结石等。③常用治筋脉拘急、屈曲不利、下肢痿痹、下肢不遂等病症。

【按语】本穴为筋会，又为胆经之合穴，一可用于胆与筋的养生保健，二可用于胆与筋脉病症的防治，三可用于下肢疾病的治疗。

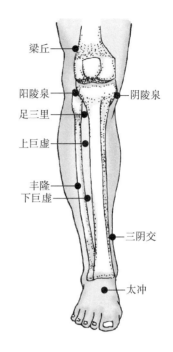

23. 足三里

【归经】足阳明胃经，合穴，胃下合穴。

【定位】犊鼻穴下 3 寸，胫骨前缘外一横指处。

【应用】①用于养生保健，延年益寿，强壮健体，可防治各种病症。②用于各种虚劳、精神萎靡、头晕眼花、疲倦无力等。③用于面色苍白或萎黄、面容衰老、面部色斑、面瘫等。④常用治胃痛、脘腹胀满、消化不良、肠鸣腹泻、痢疾、便秘等。⑤常用治下肢疼痛、肌肉萎缩、麻木无力、下肢不遂、脚气等。⑥亦可用治月经不调、闭经、崩漏、癫痫、各种皮肤病等。

【按语】本穴为养生保健之要穴，可谓养生保健之最，具有延年益寿、治未病的作用。又为强壮之大穴，用于各种虚劳。本穴具有补益气血的功能，对人体有滋养作用，可延缓面容衰老，减少面部色斑与皱纹，用于面部的养生保健。其为足阳明胃经之合穴，常用于治疗胃肠疾病。又为下肢的重要腧穴，常用治下肢疾患。本穴又可补血调经，可防治妇科疾患。

24. 上巨虚、下巨虚

【归经】足阳明胃经，上巨虚为大肠下合穴，下巨虚为小肠下合穴。

【定位】上巨虚位于犊鼻下 6 寸，足三里穴下 3 寸；下巨虚位于上巨虚下 3 寸。

【应用】①用于大肠、小肠的养生保健，可防治大肠、小肠疾患。②用于面色不华、面部色斑等。③常用治腹痛、腹泻、痢疾、痔疮、便秘、肠痈等。

【按语】上巨虚和下巨虚为大肠经和小肠经的下合穴，常用于大肠、小肠的养生保健，又用于肠道功能失调而致的腹痛、泄泻、便秘等，亦可用于长期泄泻与便秘而致的面部病变。

25. 丰隆

【归经】足阳明胃经，络穴。

【定位】外踝尖上 8 寸，条口穴外 1 寸，胫骨前嵴外二横指处。

【应用】①用于面部的养生保健，可防治面部疾病，如面色晦暗、黄褐斑、雀斑、皮炎、痤疮等。②常用治咳嗽、痰多、梅核气、痰核、瘰疬、下肢痿痹等。③亦可治疗头痛头晕、耳鸣耳聋、癫痫等。

【按语】本穴为足阳明胃经的络穴，具有化痰除湿之效。若痰湿内停，可损伤面容，引发面容衰老、面部色斑等损容性病变。痰浊犯肺，可致咳嗽、痰多、痰浊上犯，易致头痛头晕、耳鸣耳聋、癫痫。痰浊瘀结，可发为梅核气、瘰疬、痰核。本穴又有通络止痛的作用，常用于治疗下肢痿痹、麻木不仁、肿胀等。

26. 阴陵泉

【归经】足太阴脾经，合穴。

【定位】胫骨内侧髁下方的凹陷中。

【应用】①用于妇女与面部的养生保健，可防治妇科与面部疾病，如月经不调、闭经、痛经、不孕、带下；面色晦暗或萎黄、面部色斑、面部湿疹、皮炎等。②常用治肢体重着、下肢痿痹、麻木不仁或肿胀、痛风、脚气等。

【按语】本穴为利湿排毒之要穴，若脾虚湿盛，上犯面部，可致面部萎黄或暗滞、面部色斑、面部湿疹、皮炎等；湿邪内停，瘀阻经脉，可致下肢痿痹、肿胀、痛风、脚气等。灸疗时常与脾俞、三阴交配伍应用。

27. 三阴交

【归经】足太阴脾经。

【定位】内踝尖上 3 寸，胫骨内侧面后缘。

【应用】①用于脾经的养生保健，可防治脾经的病症，如精神不振、疲倦乏力、食欲不振、消化不良、腹胀泄泻等。②用于妇女的养生保健，可预防妇科病症，如月经不调、痛经、崩漏、带下、子宫脱垂、不孕等。③用于面容的养生保健，可预防面部病症，如面色萎黄、面部色斑、皱纹、眼睑下垂、肌肤松弛等。④用于各种虚劳、精神萎靡、疲倦无力。⑤常用治下肢湿痹疼痛、肌肉萎缩、麻木无力、浮肿、脚气等。

【按语】本穴为脾经的要穴，又是肝、脾、肾三经的交会穴，在脾与肝、肾的养生保健中具有重要意义。脾为气血化生之源，又主统血，女子以气血为本，故用于妇女的养生保健与妇科病的防治。脾为后天之本，化生气血，滋养肌肤面容，如脾虚则气血不足，易致面容失养、面容早衰或生面部色斑等。脾运化水湿，如脾虚则水湿停留，产生痰湿等病理产物而损伤面容，则出现色斑等损容性病变。肝主藏血，舒畅气机，如肝血不足，则面失所养；肝郁气滞，情志不畅，导致气滞血瘀，则出现鼣黑斑等损容性病变。肾主藏精，精血互化，上养面容，则容颜不枯。如肾气不足，精血亏虚，可出现雀斑、鼣黑斑；如肾阴不足而不能制火，火热之邪郁结于面部，从而出现容颜衰老、面部色斑等损容性疾病。本穴为养生强壮之要穴，可用于人体功能衰退、多种虚劳等。脾主运化，又主肌肉四肢，若脾虚则气血化生不足，则肢体失养，四肢无力或痿废不用，肌肉萎缩。水湿不化，湿阻经脉，则见肢体重着、肿胀、脚气等。

28. 然谷

【归经】足少阴肾经，荥穴。

【定位】在足内踝前下方，舟骨粗隆下缘凹陷中。

【应用】①用于足少阴肾经的养生保健，可防治肾虚而致的遗

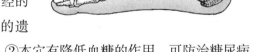

精、月经不调、子宫脱垂等。②本穴有降低血糖的作用，可防治糖尿病。

【按语】本穴为足少阴肾经之荥穴，可治肾虚而致的男科与妇科疾病；又有养肾补肾之功效，对肾气不固、肾阴不足型糖尿病有防治作用。

29. 太溪

【归经】足少阴肾经，输穴，原穴。

【定位】内踝高点与跟腱后缘连线的中点凹陷处。

【应用】①用于肾经的养生保健，可预防肾经的病症，如腰膝痿软无力、耳鸣耳聋、脱发、白发、气喘、阳痿、早泄、月经不调、不孕不育、小便频数、遗尿、生殖迟缓、记忆力减退。②用于面部的养生保健，防治面部疾患，如面容衰老、面色暗黑、黑眼圈、黄褐斑、雀斑等。③常用治下肢痹痛、脚软无力等。

【按语】本穴为足少阴肾经的原穴，肾主藏精，主人体生长发育。若肾精不足，则腰膝无力、生殖发育迟缓或早衰；肾阳肾阴不足，则见阳痿早泄、月经不调、不孕不育等；肾气不固，则小便频数、遗尿等；肾不纳气，则气喘等；肾精不能上养脑髓，则记忆力减退、思维不灵、发白脱发、耳鸣耳聋等。灸本穴有调节肾功能、补肾滋阴及滋阴降火的作用，可治疗肾功能失调而致的容颜衰老、色斑等损容性病变，常与肾俞、三阴交等穴配伍应用。肾为人之根，本穴在肾经之脚踝部，灸之可补肾养肾，疏通肾之经脉，防治下肢脚踝部病症。

30. 太冲

【归经】足厥阴肝经，输穴，原穴。

【定位】足背部，第1、2趾间的趾蹼缘上方纹头处。

【应用】①用于肝经的养生保健，可预防肝经病症，如头痛头晕、胁肋胀痛、惊风、癫痫、筋弱无力、爪甲不华等。②用于面部的养生保健，可预防面部病变，如面色晦暗、面部色斑等。③用于妇女的养生保健，可预防妇科疾病，如月经不调、痛经、闭经、崩漏、带下等。

【按语】本穴为足厥阴肝经的原穴，首先，可用于肝经的养生保健与月经病的预防；第二，肝主疏泄，舒畅气机，本穴又为人体的"消气穴"，可用于肝郁气滞而致的面部病变；第三，肝主藏血，为女子之本，若肝血不足，肝不藏血，则冲任失调，内分泌失常，常导致妇女生理功能失调而发生妇科疾病。

31. 百虫窝

【归经】经外奇穴。

【定位】屈膝，在大腿内侧，髌底内侧端上3寸，即血海上1寸。

【应用】用于寄生虫病的防治与面部色斑等损容性病变。

【按语】本穴有驱虫作用，常用于寄生虫伤害人体与面容的病症。

32. 涌泉

【归经】足少阴肾经，井穴。

【定位】在足心，蜷足时呈凹陷处，约当足底前 1/3 与中 1/3 的交点处。

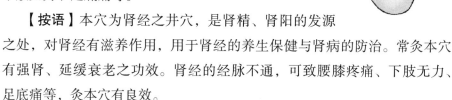

涌泉

【应用】①用于肾经的养生保健，可预防肾经的病症，如头顶痛、眩晕、两目昏花、咽喉痛、失音、舌干、小便不利、便秘、足心热等。②常用治腰膝酸困、下肢无力、足底痛等。

【按语】本穴为肾经之井穴，是肾精、肾阳的发源之处，对肾经有滋养作用，用于肾经的养生保健与肾病的防治。常灸本穴有强肾、延缓衰老之功效。肾经的经脉不通，可致腰膝疼痛、下肢无力、足底痛等，灸本穴有良效。

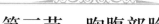

第三节 胸腹部腧穴

1. 中府

【归经】手太阴肺经，肺之募穴。

【定位】在胸前壁外上方，前正中线旁开 6 寸，平第 1 肋间隙。

【应用】①用于肺经的养生保健，可预防肺经病症，如气短、声音低微、咳嗽、气喘、胸痛、胸中烦闷等。②用于肌肤与面容的养生保健，如肌肤干燥、面白无华、面生色斑、各种皮肤病等。

【按语】本穴为肺经的募穴，肺主气，司呼吸，肺将自然界的清气吸入，为人体正气来源之一，从而维持人体的生理功能活动。若肺气不足，则人体的生命活动就会衰退，肺又主呼吸，若肺失宣降，则会出现肺系疾患，故本穴在养生保健与肺经疾病的防治中有重要作用。肺主宣发和肃降，肺的宣发，将气血津液输于面部，以养肌肤与面容；肺之肃降，将体内的浊气痰液等排出体外，减少了伤害面容的病理因素。若肺失宣降，则产生面容衰老或生色斑等损容性病变，或出现皮肤病，故养生保健应从肺入手。

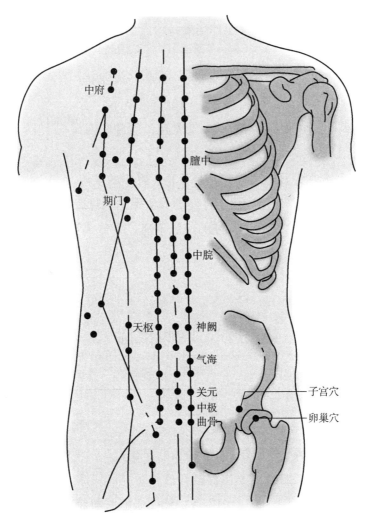

2.膻中

【**归经**】任脉，心包募穴，八会穴之气会。

【**定位**】前正中线上，平第4肋间隙；或两乳头连线与前正中线的交点处。

【**应用**】①用于气的养生保健，可预防气的病症，如气短乏力、呼吸无力、心悸心慌、胸闷胸痛、噎膈等。②用于面部的养生保健，可防治面部病变，如面色不华、面容衰老等。

【按语】本穴为心包经之募穴，八会穴之气会。它上连咽喉，左侧为心，两侧为肺，下连胃口，穴下有胸腺，处在一个非常重要的位置，对人体的生理功能发挥着极其重要的作用。它为八会穴之气会，是人体宗气、正气所发之位，宗气是肺吸入的自然界清气和脾胃所吸收的水谷之精气在胸中结合而成，其分布到肺则为肺气，布散到心则为心气等，是人体正气的总称，维持着人体气机正常的生理功能，俗话说"人活一口气"，所以气与人体的衰老有着密切的关系，自然也影响了面容的正常与否。灸疗本穴，一可促进气的生成与其功能的正常发挥；二可使气机通畅；三可提高胸腺功能，提高机体免疫力；四可扶正祛邪，祛除致病因素，从而达到抗衰老、美容祛斑的整体调理作用。

3. 期门

【归经】足厥阴肝经，肝之募穴。

【定位】在乳中线上，乳头下第 2 肋间，当第 6 肋间隙。

【应用】①用于肝经的养生保健，可预防肝经的病症，如胸胁疼痛、胁肋胀痛、肝炎、肝硬化、脂肪肝、黄疸、胆囊炎等。②用于面部与筋的养生保健，可防治面部与筋的病变，如面色青紫、面容衰老、面部色斑、双目干涩、视物不清、筋弱无力或筋脉拘急等。③用于妇女的养生保健，可预防妇科疾病，如妇女生理功能紊乱、月经不调、痛经、闭经、崩漏、不孕、更年期综合征等。

【按语】本穴为肝经之募穴，与胆经相表里，对肝经的养生保健与肝胆病症的防治有重要意义。肝主疏泄，主筋，若肝失疏泄，则会气机不畅，进而影响面部与筋脉的生理功能。肝又主藏血，开窍于目，若肝血不足，则不能上养面容与眼而发生面部与眼的病变。肝又为女子之本，与冲任关系密切，从而影响妇女的生理功能，产生妇科病症。灸疗本穴，具有很好的养生保健与防治肝胆病症的作用，常与肝俞、胆俞、阳陵泉、太冲等腧穴配伍应用。

4. 中脘

【归经】任脉，胃之募穴，八会穴之腑会。

【定位】前正中线上，脐上 4 寸。

【应用】①用于胃的养生保健，可预防胃的病症，如胃痛、脘腹胀满、恶心呕吐、反胃吐酸、消化不良、泄泻等。②用于面容的养生保健，可预防面部病变，如面色不华或萎黄、面部色斑等。

【按语】本穴在胃部，为胃之募穴，灸疗本穴有健胃养胃的作用，可防治胃的病症。又为八脉交会穴之腑会，胃所化生的气血津液对人体各脏腑有滋养作用，为养生保健之要穴。脾胃为后天之本，主饮食物的消化吸收而化生气血津液，上荣面部则面色红润，容颜常驻。如脾胃功能失调，气血生化无源，不能上养面容，则易出现面色萎黄无华，容颜容易衰老；胃经经气不畅，则易导致面部色斑等损容性疾病。灸疗本穴有健脾益胃的作用，可促进营养物质的吸收，促进气血津液的化生，亦可疏通经脉，祛除病邪，从而达到美容祛斑、抗衰驻颜的作用。

5. 天枢

【归经】足阳明胃经，大肠募穴。

【定位】脐中旁开 2 寸。

【应用】①用于肠的养生保健，可预防肠的病症，如腹痛、腹胀、肠鸣、泄泻、痢疾、便秘、水肿等。②用于肠功能失调而致的面色干枯、面部色斑等损容性疾病。

【按语】本穴为大肠之募穴，对肠的养生保健与肠道疾病的预防有重要作用。天枢者，胃肠上升下降之枢纽，将清者升华，以上养面容；浊者下降，以减少对面容的伤害。如长期泄泻或便秘，易发生面容不华、面部色斑等。本穴有双向调节作用，可治疗腹泻和便秘等。

6. 神阙

【归经】任脉。

【定位】脐窝中央。

【应用】①用于气血津液的养生保健，可预防气血津液不足之症。②用于肠的养生保健，可预防肠道疾患，如腹痛、腹胀、泄泻等。

【按语】本穴为气血津液蕴藏之根与分布之门户，脐部的血液循环极为丰富，胎儿在孕育阶段，主要靠脐带的气血供给，促进了胎儿的正常发育，刚出生的婴儿面容嫩泽，健康强壮，生机勃勃。胎儿出生后，该穴仍有滋养机体与分布气血的作用，如同有了生命源泉雨露的滋润一样，对人体的生理与面容的滋养发挥着重要作用。灸疗本穴，有补益气血、扶正祛邪的作用，又有调节肠胃系统的功能，"标本兼治"，从而达到养荣祛斑之目的。

7. 气海

【归经】任脉，肓之原穴。

【定位】前正中线上，脐下 1.5 寸。

【应用】①用于气的养生保健，可预防气虚、气滞等病症。②用于肠的养生保健，可防治肠的疾病，如腹痛、腹胀、泄泻、便秘等。③用于面容的养生保健，可防治气虚、气滞而致的面容不华、容颜衰老、面部色斑等。

【按语】本穴为肓之原穴，为元气汇聚之处，故称"气海"。气对人体有着重要的滋养与推动作用，如气虚则各脏腑功能活动低下，从而影响人体的健康，气滞则气机不畅，易发生各种病症。对于面容也是如此，如气海空虚则面容失养；气机不畅，经脉滞涩不行，则易生面容衰老与面部色斑等损容性病变。灸疗本穴有辅助正气、推动气血运行的作用，又可调节冲任与肠道功能，从而达到美容祛斑的目的，常与关元等穴配合应用。

8. 关元

【归经】任脉，小肠募穴。

【定位】前正中线上，脐下 3 寸。

【应用】①用于元气的养生保健，可防治元气不足而致的病症。②用于肠的养生保健，可防治肠的疾患，如腹痛、腹胀、泄泻、便秘等。③用于冲、任二脉的养生保健，可预防冲任失调而致的月经不调、闭经、痛经、崩漏、带下、子宫脱垂、不孕等。④用于面容的养生保健，可防治元气不足而致的面色不华、容颜早衰、面部色斑等。⑤常用治元气不固而致的尿频、夜尿多、遗尿、遗精、早泄等。

【按语】本穴为足三阴经的交会穴，"关"有闭藏之意，"元"指生命的本元，为"元阴元阳"之所，为养生保健的重要腧穴之一。一是集先天与后天之气为一处，先天之精气对人的生、长、壮、老及神志起重要作用；二是脾胃运化的水谷之气聚于此，对人体的生命活动和面容的滋养有着重要意义；三是其为任脉很重要的腧穴，与孕育胎儿、维持妇女月经等生理功能有关；四是关元还有一个神奇的名称"丹田"，对孕育、滋养人体和面容有着重要作用，是养生保健不可忽视的重要腧穴，有"长寿穴"之称。灸疗本穴，一可补益元气，对人体起滋养和推动作用；二是调节脏腑功能，脏腑调和了，人体的生理功能也就正常了，就会拥有较好的面容；三可调节冲任，疏通经络，维持妇女经血等生理功能，预防和减少损容性疾病的发生；四是可扶正祛邪，使"正气存内，邪不可干"，减少病邪对面容的损伤，病邪祛除了，病邪而致的色斑等损容性病变也就痊愈了。灸疗时常与气海、中极等穴配合应用，有同工之妙。

9. 中极

【归经】任脉，膀胱募穴。

【定位】前正中线上，脐下 4 寸。

【应用】①用于冲任的养生保健，可防治冲任失调而致的病症，如月经不调、痛经、闭经、崩漏、子宫脱垂、不孕不育等。②用于膀胱的养生保健，可防治膀胱的病症，如尿频、尿急、尿痛、小便不利、癃闭、遗尿等。

【按语】本穴有调节冲任的作用，可用于冲任的养生保健与冲任失调而致病症的防治；又为膀胱经之募穴，对膀胱有养护与防治膀胱病症的作用。

10. 曲骨

【归经】任脉。

【定位】前正中线上，脐下 5 寸，当耻骨联合上缘中点处。

【应用】用于男性与女性的养生保健，可预防男科和妇科疾病，如男性的前列腺炎、睾丸炎、精少、精弱等；女性的附件炎、盆腔炎、卵巢或子宫相关疾病。

【按语】本穴为任脉靠近骨盆的一个腧穴，灸疗本穴可防治妇科与男科疾病。

11. 子宫穴

【归经】经外奇穴。

【定位】下腹部，脐下 4 寸，中极旁开 3 寸。

【应用】用于子宫的养生保健，可防治子宫脱垂、月经不调、痛经、带下、不孕等。

【按语】本穴为经外奇穴，具有保养子宫的作用，亦可防治子宫疾病，在妇女的养生保健中最为常用，常与任脉的腧穴配伍应用。

12. 卵巢穴

【归经】经外奇穴，自创新穴。

【定位】下腹部，脐下 5 寸，曲骨旁开 5 寸。

【应用】用于卵巢的养生保健，可预防卵巢功能低下、排卵障碍、不孕不育、更年期综合征、月经不调等。

【按语】本穴为自创新穴，在卵巢部位附近，对卵巢有保养作用，亦可治疗卵巢的病症。

第四节　颈背部腧穴

1. 风池

【归经】足少阳胆经。

【定位】胸锁乳突肌与斜方肌上端之间的凹陷处，平风府穴。

【应用】①用于头颈部的养生保健，可预防头颈部病症，如头晕、目眩、颈项强痛、目赤痛、鼻渊、面瘫、面肌痉挛、外感等。②用于面部的养生保健，可预防风邪外袭而致的面部色斑、风疹、皮肤瘙痒、皮炎、眼睑下垂、脱发等。

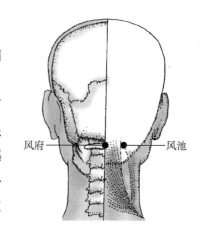
风府　　　风池

【按语】本穴为足少阳胆经在颈部的一个重要腧穴，具有祛风散邪的作用。风为"百病之长"，其性"善行而数变"，"风邪为病，上先受之"。面部色斑等损容性病变，多与风邪侵袭有关，或挟其他病邪而侵犯面部，导致色斑等损容性病变的发生。灸疗本穴，可祛风散邪，对防治容颜衰老与损容性病变有良好的效果。

2. 大椎

【归经】督脉。

【定位】后正中线上，第7颈椎棘突下凹陷中。

【应用】①用于颈背部的养生保健，可预防颈背部的病症，如颈项强痛、脊背强急等。②用于面容的养生保健，如风热所致的面部干燥、面部色斑、皮炎、皮肤病等。③用于治疗热病、外感风热、骨蒸潮热、疟疾、癫痫、肺热咳嗽等。

【按语】本穴为督脉之要穴，位于颈背部，常灸本穴对颈背部有养生保健作用，防治颈背部疾病有良效。本穴又有清热作用，常用治热邪而致的面容损伤等病症。现代研究表明，艾灸本穴可提高机体免疫力，扶正祛邪，抗衰老，养生健体。

3. 肺俞

【归经】足太阳膀胱经，肺之背俞穴。

【定位】第3胸椎棘突下，旁开1.5寸。

【应用】①用于肺的养生保健，可防治肺系疾病，如咳嗽、气喘、哮喘、咳血、胸闷、胸痛、自汗、盗汗等。②用于鼻的养生保健，可防治鼻的病症，如嗅觉不灵、鼻塞流涕、鼻炎、酒渣鼻等。③用于因肺系病症而致的面色不华、面容衰老、肌肤干燥、面部色斑等。

【按语】本穴为肺的背俞穴，可补益肺气，滋阴润肺，故用于肺的养生保健与肺病的防治；肺开窍于鼻，可用于鼻的养生保健与鼻病的防治；肺主宣发与肃降，又主皮毛，对面容与皮毛有滋养作用，常用于面容的养生保健，可防治面容不华、容颜衰老、面部色斑等症。

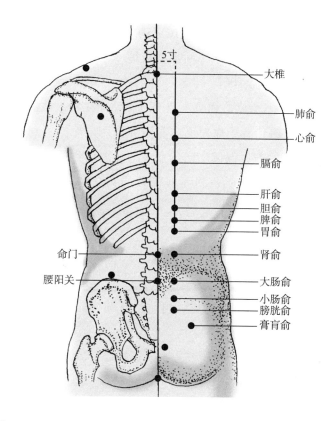

4. 心俞

【归经】足太阳膀胱经，心之背俞穴。

【定位】第 5 胸椎棘突下，旁开 1.5 寸。

【应用】①用于心的养生保健，可防治心系疾病，如心悸气短、心痛、失眠多梦、汗多、惊悸、癫痫等。②用于面部的养生保健，可防治面色不华、容颜衰老、面部色斑、面部痤疮、面肌痉挛等。

【按语】本穴为心的背俞穴，有补心气、养心血的作用，故用于心的养生保健与心系病症的预防；心主血，其华在面，可用于面容的养生保健，并可防治面色苍白、容颜衰老、面部色斑等。

5. 膈俞

【归经】足太阳膀胱经，八会穴之血会。

【定位】第 7 胸椎棘突下，旁开 1.5 寸。

【应用】①用于血的养生保健，可防治血的病症，如血虚、血瘀诸症。

②用于面容的养生保健，一可防治血虚而致的面色苍白不华、容颜衰老，二可预防血瘀而致的面色青紫、面部色斑等。③常用治呕吐、呃逆、胸背痛、咳嗽、气喘、潮热盗汗等。

【按语】本穴为八会穴之血会，具有补血活血之功，故用于血的养生保健，防治血虚、血瘀诸症；血对面容有滋养作用，血瘀可致面部病变，故灸本穴可用于面容的养生保健，防治血虚与血瘀而致的面部疾病。本穴又有通利气机的作用，可防治气机不畅而致的胸背痛、呕吐、呃逆、咳嗽、气喘等症。

6. 肝俞

【归经】足太阳膀胱经，肝之背俞穴。

【定位】第 9 胸椎棘突下，旁开 1.5 寸。

【应用】①用于肝的养生保健，可防治肝的病症，如胁肋胀痛、黄疸、吐血、头晕、癫痫等。②用于眼的养生保健，可预防眼病，如双目干涩、目赤肿痛、视物不清、目生翳障、夜盲、近视等。③用于面容的养生保健，可预防肝血不足、肝血瘀滞而致的面色青紫不华、容颜衰老、面生色斑等。④常用治妇女月经不调、痛经、闭经、崩漏等。

【按语】本穴为肝的背俞穴，故用于肝的养生保健与肝病的防治；肝开窍于目，可用于眼的养生保健与眼疾的预防；肝血对面容有滋养作用，肝血瘀滞可损伤面容，故灸本穴可用于面部的养生保健与面部损容性病变的防治；肝藏血，通于冲任，灸之可预防妇科疾患。

7. 胆俞

【归经】足太阳膀胱经，胆之背俞穴。

【定位】第 10 胸椎棘突下，旁开 1.5 寸。

【应用】用于胆的养生保健，可预防胆腑的病症，如易惊噩梦、胁痛、口苦、黄疸等。

【按语】本穴为胆之背俞穴，故用于胆的养生保健与胆病的防治。

8. 脾俞

【归经】足太阳膀胱经，脾之背俞穴。

【定位】第 11 胸椎棘突下，旁开 1.5 寸。

【应用】①用于脾的养生保健，可防治脾的病症，如脾虚而致的疲倦乏力、精神不振、肌肉四肢痿废不用、饮食无味、脘腹痞满等；脾失健运，水湿不化而致的泄泻、下痢、浮肿、脚气等。②用于面容的养生保健，可防治面色萎黄不华、容颜衰老、面生色斑、眼袋、口唇色淡、面瘫、口角流涎等。③常用治脾虚而致的月经不调、经少、闭经、带下、子宫脱垂等。

【按语】本穴为脾之背俞穴，有健脾益脾之功，故用于脾的养生保健与脾病的防治；脾为气血化生之源，上养面容，脾虚水湿不化，则损伤面容，导致面色萎黄不华、面部色斑等损容性病变，故可用于面部的养生保健与面部病症的防治；脾虚则气血化生不足，水湿下注，不能统血而致妇科诸症，灸之可改善上述病症。

9. 胃俞

【归经】足太阳膀胱经，胃之背俞穴。

【定位】第 12 胸椎棘突下，旁开 1.5 寸。

【应用】①用于胃的养生保健，可防治胃腑病症，如胃脘胀痛、恶心呕吐、消化不良、泄泻等。②用于面容的养生保健，可防治胃病而致的面色不华、面部色斑、肌肤粗糙、痤疮等。

【按语】本穴为胃之背俞穴，有健胃养胃之功，故用于胃的养生保健与胃病的防治；胃为后天之本，气血化生之源，对面容有滋养作用，若胃气不足则面容失养，胃气不降则浊气上逆而致面部病变，灸之可改善上述病症。

10. 肾俞

【归经】足太阳膀胱经，肾之背俞穴。

【定位】第 2 腰椎棘突下，旁开 1.5 寸。

【应用】①用于肾的养生保健，可防治肾的病症，如肾精亏虚而致的腰膝酸软无力、腰痛、月经不调、闭经、不孕不育等；肾阳不足而致的肢体不温、阳痿、早泄、小便频数、遗尿等。②用于脑髓与耳的养生保健，可防治脑与耳的病症，如记忆力减退、思维迟钝、行动迟缓、耳鸣耳聋等。③用于面容的养生保健，可防治肾虚而致的面色黧黑、面容早衰、面部色斑等。④常用治骨弱无力、骨折、骨质疏松、骨质增生，以及骨髓造血功能低下而致的血虚、贫血、白细胞减少、白血病等。

【按语】本穴为肾之背俞穴，故用于肾的养生保健与肾病的防治。肾为先天之本，主藏精，主人体生殖发育，关乎人体的生、长、壮、老、已。因此，本穴在养生保健中有着非常重要的意义。在疾病的预防中，肾精亏虚、肾阴不足、肾阳虚衰、肾气不固，可引起各种病症。灸疗本穴，均有显著的疗效。肾主骨、生殖，通于脑，开窍于耳，可用于骨、脑髓、耳的养生保健与相关病症的防治。肾精对面容有滋养作用，肾精充足，则面容光滑。肾精不足，则面色发黑，面容早衰，发白发脱；肾气不足，易致血虚诸病，可从肾治之。

11. 大肠俞、小肠俞

【归经】足太阳膀胱经，大肠俞为大肠之背俞穴，小肠俞为小肠之背俞穴。

【定位】大肠俞位于第 4 腰椎棘突下，旁开 1.5 寸；小肠俞位于第 1 骶椎棘突下，旁开 1.5 寸，约平第 1 骶后孔。

【应用】①用于大肠、小肠的养生保健，可防治大肠、小肠病症，如腹胀、腹痛、肠鸣、泄泻、便秘等。②对久泻或便秘而致的面容不华、面部色斑，也有一定的防治作用。

【按语】这两穴分别为大肠、小肠之背俞穴，故用于肠道的养生保健与相关病症的预防。肠道功能失调，如久泻或便秘，可致面容不华、面生色斑等，灸这两穴有一定的防治作用。

12. 膀胱俞

【归经】足太阳膀胱经，膀胱之背俞穴。

【定位】第 2 骶椎棘突下，旁开 1.5 寸，约平第 2 骶后孔。

【应用】①用于膀胱的养生保健，可预防膀胱的病症，如少腹胀痛、小便不利、癃闭、遗尿等。②对膀胱水湿停滞而致的面色不华、面部色斑等，有一定的防治作用。

【按语】本穴为膀胱的背俞穴，故用于膀胱的养生保健与相关病症的防治；膀胱气化不利，水湿停滞，可上损面容而致面容不华、面部色斑，灸疗本穴有一定的防治作用。

13. 命门

【归经】督脉。

【定位】位于第 2 骶椎棘突下。

【应用】①用于腰椎与肾的养生保健，可预防腰椎与肾的病症，如腰痛、腰困、腰椎骨质增生、腰椎间盘突出症、肢体不温、男子阳痿、早泄、精冷稀少、女子宫冷不孕、性冷淡、月经不调、痛经、闭经、带下等。②用于命门火衰之脏腑机能衰退而致的各种病症。

【按语】本穴在两肾之间，内藏元阳，为人体生命所系，故称"命门"，在养生保健中有重要作用。本穴在腰椎之间，受命门的温养，可用于腰椎的保健与相关病症的防治。命门对各脏腑的功能活动有温煦作用，又可用于各脏腑机能衰退与相关病症的预防。

14. 腰阳关

【归经】督脉。

【定位】在第 4 腰椎棘突下。

【应用】①用于腰的养生保健，可防治腰骶部疼痛、下肢痿痹、麻木等。②用于肾的养生保健，可防治肾虚而致的阳痿、早泄、遗精、月经不调、痛经等。

【按语】本穴在腰肾部，具有强腰补肾的作用，可用于腰肾的养生保健与腰肾病症的防治。

15. 膏肓俞

【归经】足太阳膀胱经。

【定位】位于第 4 骶椎棘突下，旁开 3 寸。

【应用】用于养生保健与各种虚劳病症的防治，如肺痨、咳嗽、气喘、吐血、盗汗、健忘、遗精、骨蒸劳热、疲倦无力、精神不振等。

【按语】本穴具有补虚、抗衰老、抗疲劳之功，故在养生保健中广泛应用。

16. 华佗夹脊

【归经】经外奇穴。

【定位】颈夹脊穴分别位于第 1 ～ 7 颈椎棘突下旁开 0.3 寸处，胸夹脊穴分别位于第 1 ～ 12 胸椎棘突下旁开 0.5 寸处，腰夹脊穴分别位于第 1 ～ 5 腰椎棘突下旁开 0.5 寸处，骶夹脊穴分别位于第 1 ～ 4 骶椎棘突下旁开 0.5 寸处。

【应用】①用于颈、胸、腰、骶椎的养生保健，可预防颈、胸、腰、骶椎的病症。②常用治与其相对应的相关脏腑的病症。③可用治中枢神经与周围神经系统的病症。

【按语】本组腧穴位于棘突下，神经、血管分布于此处，与人体的经络、脏腑等组织器官均有着密切的联系。一可防治经络、脏腑等组织器官的病症；二可用于颈、胸、腰、骶椎的养生保健与相关病症的防治；三可上通大脑中枢，下通周围神经，可防治中枢神经与周围神经系统的病症。灸疗本组穴位，具有平衡阴阳、调节脏腑功能、疏通经络、扶正祛邪等作用，故在养生保健与防治疾病中广泛应用。

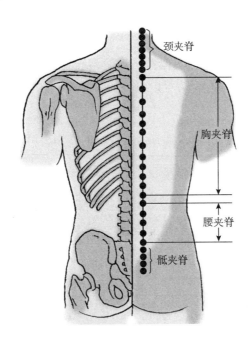

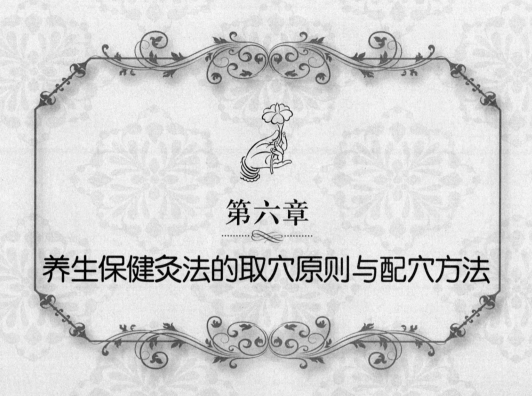

第六章

养生保健灸法的取穴原则与配穴方法

养生保健灸法是通过取穴与配穴而组成灸疗处方，然后进行施灸。配穴是否得当，直接关系到治疗效果的好坏，故取穴与配穴是养生保健灸法的重要内容。

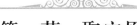

第一节 取穴原则

养生保健灸法首先依据腧穴的特性与主治功能选取腧穴，再根据不同的病证和辨证选用相关的配穴，使之更好地发挥治疗作用。因此，掌握取穴原则，才能正确选取腧穴，拟定灸疗处方。灸疗处方中的腧穴选取，要以脏腑经络学说为指导，循经取穴为重点，包括局部取穴、辨证取穴、随证取穴。

一、局部取穴

腧穴普遍具有近治作用，选取病痛所在部位或邻近部位的腧穴进行施灸，一般适应于体表部位反应较为明显或较为局限的病证。例如，头痛取百会、四神聪等穴；肩周炎取肩髃、巨骨、肩井、肩前、肩后等穴；胃痛取中脘、上脘、下脘及相邻的阴都、腹通谷、幽门等穴。又如，肘关节痛取曲池、肘髎、手三里等穴；膝关节痛取鹤顶、犊鼻、委中、委阳、阴谷等穴。凡此种种取穴法，均为局部取穴法，在临床与养生保健灸法中运用广泛。

二、循经取穴

以经络理论为依据取穴，更能发挥腧穴的远治作用。某一经脉与脏腑的病证，选取本经循经部位的腧穴或脏腑本经的腧穴施灸，并可取表里经、同名经或相关经脉的腧穴配合应用。如胃痛、泄泻取足阳明胃经的足三里、上巨虚、下巨虚等穴；妇科病取足太阴脾经的阴陵泉、地机、漏谷等穴；胆囊病取足少阳胆经的阳陵泉、胆囊等穴；脾胃病取足阳明胃经的腧穴，配足太阴脾经的腧穴。又如，面部疾患取合谷、久痢脱肛取百会、腰痛取委中等，均为循经取穴的具体应用。

三、辨证取穴

辨证论治是针灸治疗疾病必须遵循的原则，应该贯穿于整个治疗过程当中。在具体应用中，辨证取穴是重要的一个环节。根据《黄帝内经》"治病求本""谨察间甚，以意调之，间见骈行，甚则独行"的治疗思想，一定要抓住疾病的本质进行治疗。

一是根据疾病发生的病因、病变的部位、病变的机制，从而辨证为某一证型而辨证取穴。例如头痛一证，有外感、血虚、血瘀、痰阻、肝阳上亢、肾虚等，外感头痛取具有发散外邪作用的合谷、列缺、外关、太阳等穴，偏风热者加大椎、曲池等，血虚、血瘀头痛配膈俞、血海，痰浊头痛配丰隆，肝阳头痛配太冲等。

二是根据辨证与穴性，选取相关腧穴施灸，以补虚泻实。如气虚取具有补气作用的气海、关元、膻中等腧穴；血虚取具有补血作用的脾俞、血海、足三里、三阴交等腧穴；阳虚取具有补阳作用的命门、关元等腧穴；阴虚取具有滋阴作用的阴郄、照海、申脉等腧穴；阳亢选取具有平肝潜阳作用的太冲、行间等腧穴；热盛者取具有清热作用的大椎、曲池等腧穴；寒盛者取具有温阳散寒作用的命门、关元等腧穴。药有药性，穴有穴性，根据腧穴偏补偏泻的特点而发挥补虚泻实、滋阴潜阳、调和气血之效，具体应用时应该配合灸法中的补泻之法，更能发挥辨证论治与辨证取穴的作用。

三是根据经脉的虚实与脏腑的虚实，正确应用本经补泻、异经补泻等方法进行施灸。补虚者，主要是通过补其本经，补其异经，"虚则补其母"的方法而辨证取穴；泻实者，主要通过泻其本经，泻其表里经，"实则泻其子"的方法而辨证取穴。补本经者一般多取本经的合穴，如手阳明大肠经的曲池、手太阴肺经的尺泽；泻本经者一般多取本经的郄穴与井穴。病在脏腑者，脏腑虚者，以俞穴补之；脏腑实者，以募穴泻之；当虚实夹杂者，当补泻兼施。如脾虚肝郁时，补足太阴脾经与足阳明胃经，泻足厥阴肝经与足少阳胆经。

此外，还应根据五行相生相克的理论、腧穴的开阖时间而施灸，还要根据疾病的轻重缓急，以决定补泻量的多少和补泻次序的先后。

四、随证取穴

随证取穴，亦名对证取穴，或称辨证取穴，是根据中医经络理论与腧穴的主治作用及腧穴的特殊功能而定，针对某些全身症状和病痛部位而选取腧穴。如发热取大椎、曲池、井穴等；虚脱取百会、关元、气海、神阙等；失眠取神门、四神聪等；昏迷取人中、素髎等；盗汗取阴郄、照海等；癫狂取少商、隐白等；胎位不正取至阴等；胸闷气短取膻中等；胆囊病与经筋病取阳陵泉等。凡此种种，均属于随证取穴的范畴。

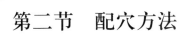

第二节　配穴方法

养生保健灸法的配穴是在选穴的基础上组成灸疗处方，即选取主治相同与相近，或具有协同治疗作用的腧穴相应配伍应用。具体应用时通过辨证，分清主症与兼症，突出主穴，配伍次穴，起到协调治疗作用，才能发挥疗效。故配伍是否得当，会直接影响治疗效果。主要的配穴方法有按部配穴法与按经配穴法。

一、按部配穴

按部配穴是结合身体的一定部位进行配穴的一种形式，以充分发挥腧穴的局部治疗作用和远端治疗作用。头面、胸腹和腰背部腧穴多产生局部治疗作用，四肢肘、膝关节以下的腧穴基本上都有远端治疗作用，体现了经络学说的标本根结理论。具体可分为局部配穴法、上下配穴法、前后配穴法、左右配穴法、三部配穴法等。

（一）局部配穴法

对于养生保健部位或病变部位比较明确、比较局限的病症以及某些器质性病变，可以采用局部配穴法，以疏调局部的经络之气。如头痛配印堂、太阳、百会、头维；面瘫配四白、地仓、颊车、下关；胃痛配中脘、梁门、不容、承满；膝关节病配膝眼、鹤顶、阳陵泉、阴陵泉等。

（二）上下配穴法

上下配穴法在针灸临床上应用最广。"上"指上肢或腰部以上，"下"指下肢或腰部以下。将《灵枢·终始》所说的"病在上者下取之，病在下者高取之，病在头者取之足，病在足者取之腘"结合在一起综合应用，就成为上下配穴法。例如，头面部的养生保健，上取合谷，下配内庭；胸腹满闷，上取内关，下配公孙；头项强痛，上取大椎，下配昆仑；子宫脱垂，上取百会，下配气海等。

（三）前后配穴法

前后配穴法又称"腹背阴阳配穴法"，是以身体前后部位所在腧穴相互配伍的方法，《黄帝内经》中称"偶刺"。例如，眼的养生保健，前取睛明、承泣，后配风池、翳明；胃的养生保健或胃脘疼痛，前取中脘、梁门，后配胃俞、筋缩；咳嗽、气喘，前取天突、膻中，后配肺俞、定喘；中风、失语，前取廉泉、承浆，后配风府、哑门；脊柱强痛，前取水沟、龈交，后配脊中、身柱；遗精、阳痿，前取气海、关元，后配命门、肾俞。凡此种种，均属于前后配穴法。

（四）左右配穴法

由于十二经脉的循行是左右对称的，有的还具有左右交叉的特点，所以《素问·阴阳应象大论》又提出了"以右治左，以左治右"的配穴方法。与《灵枢·官针》中的"巨刺""缪刺"相类似，故又称"交经缪刺法"。经络在人体呈左右对称分布，保持着相对的平衡。在病理情况下，如果一侧虚而不足，另一侧就显得实而有余。反之，如果一侧实而有余，另一侧就显得虚而不足。这就可以用左右配穴法来补虚泻实。窦汉卿的《针经指南·标幽赋》曰："交经缪刺，左有病而右畔取。"左右配穴既可以左右交叉取（左病取右或右病取左），也可以左右对称取（左右同取）。此法对于治疗头痛、牙痛、风湿痹痛、扭伤、面瘫、半身不遂等病症常有独到之处。疼痛发作针对侧，痿证后期刺健侧，以调节左右气血，促使经络平衡。左右交叉配穴多用于治疗头面疾患，如左侧面瘫取同侧地仓、颊车，配右侧合谷、手三里；右侧偏头痛取同侧太阳、头维，配左侧外关、足临泣。左右对称配穴多用于脏腑的养生保健与内脏疾患的治疗，例如胃痛取双侧梁门、足三里；咳嗽取双侧肺俞、膏肓等。

（五）三部配穴法

三部配穴法就是在病变的局部、邻近和远端同时选穴，配伍成方（古称"天、人、地三才"配穴法）。此法在养生保健与临床中应用极为广泛。例如，眼病以局部的睛明、邻近的风池、远端的光明相配；失语以颏下的廉泉、项部的哑门、上肢的通里相配；痔疮以局部的长强、骶部的次髎、下肢的承山相配；肩周炎以局部的肩髃、肘部的曲池、远端的阳陵泉相配；肝病以肝区的期门、背部的肝俞、远端的太冲相配；胃病以腹部的中脘、梁门，背部的胃俞，四肢的内关、足三里相配。

二、按经配穴

按经配穴即按经脉的理论和经脉之间的联系配穴。常见的有本经配穴、表里经配穴、同名经配穴、子母经配穴、交会经配穴五种方法。

（一）本经配穴

本经配穴，指在养生保健时或当某一脏腑、经脉发生病变而波及其他脏腑、经脉时，即遵循"不盛不虚，以经取之"的治疗原则，选取本经脉的腧穴配伍成方。例如肺病咳嗽，以手太阴肺经的中府、列缺、太渊、尺泽相配；少阳头痛，以足少阳胆经的率谷、风池、足临泣、足窍阴相配等。

（二）表里经配穴

表里经配穴，是以脏腑、经脉的阴阳表里关系为依据的配穴方法，是根据《素问·阴阳应象大论》"以阴引阳，从阳引阴"的理论制订的。具体方法是：在某一脏腑养生保健或某一脏腑、经脉有病时，除选取本经脉的腧穴以外，同时配以表里经的有关腧穴。例如，心绞痛以手厥阴心包经的内关配手少阳三焦经的外关（可采取透穴形式）；肝病以足厥阴肝经的期门、太冲配足少阳胆经的阳陵泉；胃痛以足阳明胃经的梁门、足三里配足太阴脾经的公孙；遗尿以足太阳膀胱经的委中、肾俞配足少阴肾经的太溪等。《灵枢·五邪》所记"邪在肾则病骨痛……取之涌泉、昆仑"，也是病邪在肾而以足少阴经和足太阳经的腧穴配伍应用的实例。

（三）同名经配穴

同名经配穴，是在同名经"同气相通"的理论指导下，以手、足同名经的腧穴相配。例如，牙痛、面瘫、阳明经头痛以手足阳明经的合谷、内庭相配；落枕、急性腰扭伤、太阳经头痛以手足太阳经的后溪、昆仑相配；耳鸣、偏头痛、胸胁痛以手足少阳经的支沟、阳陵泉相配；失眠、多梦以手足少阴经的神门、太溪相配等。隋·杨上善《黄帝内经太素》所谓："手太阴、阳明之上有病，宜疗足太阴、阳明……足太阴、阳明之下有病，宜疗手太阴、阳明。"不仅是同名经配穴法的早期应用，而且还是把同名经选穴与上下颠倒选穴法有机结合的范例。

（四）子母经配穴

子母经配穴是参照脏腑及十二经脉的五行属性，根据"虚则补其母，实则泻其子"的治疗原则制订的配穴方法。例如虚劳咳嗽，症见体弱羸瘦者，除取手太阴肺经的腧穴及肺的背俞穴外，根据土生金、虚则补其母经的原理，另配以足太阴脾经、足阳明胃经的腧穴及背俞穴，如血海、三阴交、足三里、脾俞、胃俞以培土生金；肝阳上亢引起的头晕、头痛、目赤肿痛等，除取足厥阴肝经的太冲、行间外，根据木生火、实则泻其子经的原理，另配手少阴心经或手厥阴心经包经的腧穴，如神门、少冲、少府、内关，以泻火平肝。

（五）交会经配穴

交会经配穴，即按经脉的交叉、交会情况来配穴。某一病变部位有数条经脉交会或某一病症与数条交会经脉有关，都可按此法配穴。例如，前额和偏头部位有足阳明胃经与足少阳胆经交会，那么偏正头痛可取分属二经的头维、阳白、率谷、内庭、足临泣；髀枢部位有足太阳、足少阴经交会，故髀枢部疼痛可取两经的交会穴环跳配分属二经的秩边、承扶、巨髎、阳陵泉；泌尿、生殖系疾患和妇科疾患多与任脉、足三阴经的病理变化相关，故常取任脉的关元、中极配足三阴经的交会穴三阴交治之。

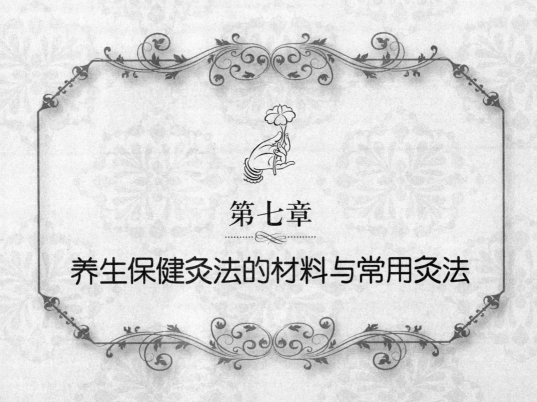

第七章

养生保健灸法的材料与常用灸法

第一节　天赐神草——艾叶

一、概述

艾叶，别名艾蒿、艾草、蕲艾等，我国各地均产，有野生和种植两种，以湖北蕲州产者为佳，叶厚而绒多，故称蕲艾。美容祛斑灸法时要选择质量好的艾叶制成艾绒使用，《本草纲目》指出："采取净叶，扬去尘屑，入于臼内，木杵捣熟，筛去渣滓，取白者再捣，至柔烂如棉为度。用日焙燥，则灸火得力。"艾叶有新旧之分、生熟之别。孟子曰："七年之病，求三年之艾。"李时珍曰："凡用艾叶，需用陈旧者，制令细软，谓之熟艾。若生艾，灸火则易伤人肌脉。"说明在施灸时，选择好的艾叶，制作优质艾绒，对开展灸法非常重要，也直接影响疗效的发挥。也可选用有关厂家提供的优质艾绒使用。

二、艾的性能与功效

艾叶性味苦、辛、温，入肝、脾、肾经，具有温经散寒、行气活血、通经止痛、消肿散结、回阳救逆之功。《名医别录》云："艾味苦，微温，无毒，主灸百病。"又云："灸百病，可作煎，止吐血，下痢，妇人漏血。"《本草纲目》曰："温中，逐冷，除湿。"李时珍在《蕲艾传》中又曰："治病灸疾，功非小补。"从以上文献看，艾叶入煎剂，可内服，以治疗吐血、下病、妇女崩漏下血等症。但临床应用多以艾灸为主，故有"医家用灸治百病"之说。《本草纲目》记载："艾叶……纯阳也，可以取太阳真火，可以回垂绝之阳……灸之则透经而治百种病邪，起沉疴之人为泰康，其功亦大矣。"说明艾灸的适应证与治疗的病种非常广泛，不仅能治疗常见病、多发病，而且可以治疗急危重症。艾作为一种理想的施灸材料，在选定的腧穴部位施灸，借艾灸热力而渗透入里，温经散寒，疏通经络，调和气血，从而达到治病和保健的作用。

三、艾的成分与药理作用

艾叶中主要含有挥发油、鞣质、黄酮类、甾醇类、多糖类、微量元素及其他有机成分。其中，挥发油含桉叶素、β-石竹烯、松油烯醇等近百种化学成分。有机成分中含蛋白质、钾、钠、钙、铝、镁及微量的 B 族维生素、维生素 C、维生素 A 等物质。艾叶在燃烧过程中产生的艾烟也有一定的治疗作用。因此，有人对艾烟中的挥发性成分进行了测定，艾烟中挥发性成分有氨水、乙醇、乙二醇、醋酸、乙酰胺、丙酸、环乙烯、甲基呋喃、丁酰胺、3-甲基-丁酰胺、季酮酸、戊 S 酸、2-甲基戊 S 酸、斯德酮、正己基胺、癸酸、乙内酰脲、三甲基对二氮杂苯等。

分析与研究艾叶的化学成分及艾烟的挥发性成分，对探讨艾灸的药理与治疗作用，以及灸疗中是使用有烟灸还是无烟灸，均有重要的意义。

近代在艾叶的药理作用及艾灸的作用机理方面取得了很多研究成果。研究结果表明，艾灸有抗菌消炎、抗病毒、抗支原体作用，镇咳、平喘、祛痰作用，止血、抗凝作用，增强免疫作用，护肝利胆作用，增强胃肠蠕动、促进子宫收缩作用，促进机体代谢作用，抗过敏作用，止痛作用等。

四、艾在灸疗中的应用

艾有预防治病的作用，是灸疗最理想、最主要的材料，故在灸疗中广泛应用，将艾制成不同规格的艾炷与艾条，在灸疗时应用。

1. 艾炷

一般选纯净的优质艾绒，用手工或艾炷制作器制成上尖下平的圆锥形艾炷，便于平稳放置在腧穴或施灸部位上。艾炷要紧实，不宜松散，这样燃烧时不易爆裂。艾炷常用于直接灸、瘢痕灸、隔物灸。根据灸疗的需要，艾炷常可分为大、中、小三种规格，大炷约核桃大小，中炷约枣核大小，小炷约麦粒大小。

2. 艾条

艾条是用艾绒卷成的圆柱形长条，外用纸包裹而成。艾条分为清艾条（纯艾条）、药艾条几种，一般药店有售。艾条常用于温和灸、雀啄灸、回旋灸等。

第二节　常用灸法

一、艾炷灸

1. 艾炷直接灸

本法将艾炷直接放置在穴位上施灸，适应于体表部位较为明显或较为局限的病症。

先将精致艾绒用手工或艾炷制作器制成塔形艾炷，并备足数量，供施灸时应用；再根据病症的具体表现，结合伴见的临床症状及舌象、脉象等进行辨证；然后根据辨证，依据循经取穴、辨证取穴、对症取穴、经验取穴与局部取穴组成灸疗处方，依次将艾炷放置在腧穴上施灸。施灸时，面部的腧穴灸 1～2 壮，局部有温热感即可，时间不宜过长，温度不宜过高，并注意保护好面部与周围器官，以免损伤面部的皮肤与器官。四肢与胸、腹、背部的腧穴，一般可灸 3～5 壮，在时间与温度上比面部灸疗的时间长，温度也高一些，待病人有温热感直至不能忍受时去除艾炷，再续一壮灸之，直至灸完所需壮数，灸疗结束。

2. 艾炷瘢痕灸

此法又称"化脓灸"，即用火点燃小艾炷，每壮艾炷必须燃尽，除去灰烬，再更换新炷。灸时可产生剧痛，术者可拍打施灸穴位四周，以缓解疼痛。待所需壮数灸完后，施灸部位皮肤往往被烧破，可贴敷生肌玉红膏于创面，每日换贴 1 次，1 周以后即可化脓，5 ～ 6 周灸疮结痂脱落，局部留有瘢痕。本法可用于四肢躯干部或背部，不宜用于面部或身体暴露部位。在养生保健中，最常用于足三里瘢痕灸。

3. 艾炷隔物灸

（1）隔姜灸

将鲜姜片切成 3 ～ 4mm 厚的姜片，中间以针刺数孔，放置穴位处或患处，上置艾炷施灸。病人感到局部灼热疼痛，可将姜片稍提起，然后放下再灸，灸完所规定的壮数，至局部皮肤红晕为度。生姜有温经散寒的作用，性平稳，可广泛用于灸疗中。隔姜单炷灸，姜片略小，放一个艾炷即可；隔姜多炷灸，姜片略大，可放多个艾炷。

（2）隔蒜灸

将鲜蒜切成 3 ～ 4mm 厚的片，中间以针刺数孔。具体灸法同隔姜灸。蒜对皮肤有刺激性，隔蒜灸后多出现水疱，注意皮肤护理，预防感染。本法多用于风湿、痛风、强直性脊柱炎的防治，对炎性病症有良效，如带状疱疹、皮炎等。

（3）隔盐灸

用纯净的食盐置于穴位之上或填平脐中施灸，或在盐上再置一薄姜片，上置大艾炷施灸。本法适应于消化系统与泌尿系统疾病、妇科病症、各种寒湿病症。

（4）隔附子灸

将附子研成粉末，加面、酒调和成直径 2 ～ 3cm、厚约 0.8cm 的附子饼，中间以针刺数孔。具体灸法同隔姜灸。本法温阳散寒作用显著，适用于阳虚寒凝的各种病症。

二、艾条灸

1. 温和灸

将点燃的艾条对准要施灸的穴位或部位进行施灸，艾条与皮肤相距

2 ～ 3cm，每个穴位连续灸 2 ～ 5 分钟，至皮肤温热稍起红晕为度。

2. 回旋灸

将点燃的艾条对准要施灸的穴位，与皮肤保持 2cm 左右的平行距离，均匀地直线移动或反复旋转施灸。一般灸 5 分钟左右，至皮肤温热潮红为度。

3. 雀啄灸

将点燃的艾条对准施灸的部位进行一上一下、一远一近的移动，像麻雀啄食一样，使皮肤有温热感，一般 5 分钟左右即可。注意向下活动时不可使艾条燃至皮肤，及时弹除烧完的灰烬，移动时不可过快或过慢。

三、温针灸

此法又称"针上加灸""传热灸""烧针尾"，是针刺与艾灸结合使用的一种方法。适用于既需留针，又需施灸的疾病。操作方法是：针刺得气后，将毫针留在适当的深度，将艾绒捏在针柄上点燃，直到艾绒燃尽为止。或在针柄上穿置一段长 1 ～ 2cm 的艾条施灸，使热力通过针身传入体内，有针灸结合的双重作用，可达到养生保健与预防疾病之目的。

四、温灸器灸

此法又称"灸疗器灸""温筒灸"，是一种特质的温灸器施灸的方法。器具：温灸器的样式有多钟，一般是用金属片制成的，分内、外两层，有数个小孔，内层内侧装艾绒和药物，外层是保护层。样式虽多，原理相同。

操作方法：使用温灸器时，先将艾绒及药末放入小筒内点燃，然后在拟灸的腧穴或部位上来回熨烫，直到局部发红为止。

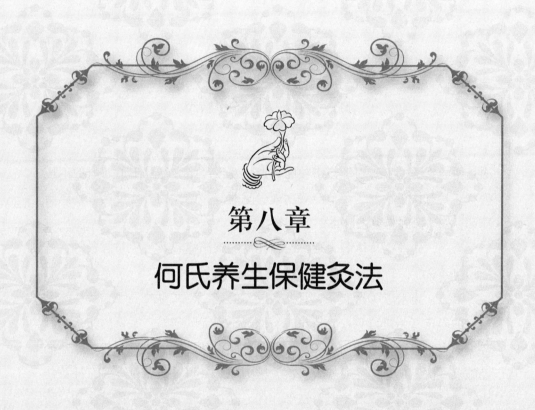

第八章

何氏养生保健灸法

第一节　循经灸法

循经灸法，主要用于经络功能失调，邪侵经络，经脉不通而致的不适症状。具有扶正祛邪、调节经络功能、疏通经络的作用，并可调节整体与局部，以达保健养生之目的。

第一，先根据身体的表现，结合伴见的临床症状及舌象与脉象等，辨证为何经病症，确定灸何经。

第二，施术者手持艾条，将艾条一端点燃，距皮肤 2～5cm，从施灸经络的起点开始进行灸疗，待患者有温热感而无灼痛时，手持的艾条顺着经络的走行路线，慢慢向前移动，循经灸完整条经络为止。一般先顺经循经施灸一次，再逆经循经施灸一次，因为顺经灸可补益，对本经有补益作用；逆经灸可泻实，对本经有祛邪作用，达扶正祛邪、养生保健之功。另外，在循经施灸的过程中，可在本经重点腧穴或对养生保健有重要治疗作用的腧穴上多停留一会儿，以增强灸疗效果。

第三，循经灸完整条经脉后，根据经络的循经路线，对经脉进行轻轻揉按或敲击，在具有养生保健的重点腧穴上进行点压或推拿，然后双掌擦热后，以掌心轻轻揉按经脉 2～3 分钟。

第四，对某一部位的养生保健或某一部位的病症进行灸疗时，可对这一区域的经脉进行循经灸。如面部的养生保健或对面部病症进行防治时，对足阳明胃经循行于面部的经脉进行循经灸，即从承泣穴开始，经四白、颧髎、地仓、颊车至头维，复从头维至承泣循经灸。

第五，循经灸结束后，在施灸经脉的部位轻轻循经拍打或推拿，可增强疗效。

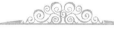

第二节　循回灸法

循回灸法是指施术者手持艾条围绕某一部位或器官进行循回灸。如眼的循回灸：从睛明穴开始，缓慢向上再向外移动，经眉中至眼外眦（丝竹空穴），向下再向内，经承泣至睛明为一圈，往返循回灸，可持续 2～3 分钟，以局部有温热感为度。耳的循回灸：从耳尖上（角孙穴）开始，缓慢向下移动，经耳后瘈脉、翳风穴至耳垂下，向上至耳前，经听会、听宫、耳门穴至耳尖的角孙穴为一圈，往返循回灸，可持续 3～5 分钟，以局部有温热感为度。鼻的循回灸：从一侧的迎香穴开始，沿鼻根向上慢慢移动，经鼻根、睛明至印堂穴，再从印堂穴向下，经另一侧的鼻根、迎香、人中至对侧的迎香穴止，为一个循回灸疗圈，每圈 3～5 分钟，往返循回 3 次。口的循回灸：从一侧的地仓穴开始，慢慢向下移动，经承浆至对侧的地仓穴，再向上、向前移动，经口禾髎、人中至开始灸的地仓穴为一圈，时间 3～5 分钟，往返循回灸 3～5 圈，隔日 1 次或 1 周 1 次。又如肩、肘、膝、踝等部位，亦可仿照本法进行。

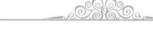

第三节　药物铺灸疗法

一、定义与适应证

药物铺灸疗法是将药物制成散剂，铺敷于施灸部位，并将姜捣烂如泥，铺置于药末之上，再在其上铺设不同规格的艾炷进行施灸的一种方法。此法以药物铺灸为特点，故称"药物铺灸疗法"。

灸法可治疗多种病证，加用药物而铺灸之，使临床适应证与养生保健更加广泛。从辨证论治分析，阴阳、表里、寒热、虚实都有其适应证，临床上内、外、妇、儿等科的急慢性疾病均可应用；从保健防病来看，此法有广阔的前景。

二、取穴与配穴方法

可参考第六章"养生保健灸法的取穴与配穴方法"。

三、常用腧穴与应用

养生保健灸的常用腧穴与应用，可参照第五章的内容；防病治病灸时，应用的腧穴将会更多，可参照《针灸治疗学》的相关腧穴应用，在此不再论述。

四、常用穴区与应用

（一）头面颈项部

1.百会穴区

【穴区组成】由百会、四神聪、前顶穴组成，从后神聪始到前神聪、前顶穴止，旁及左右神聪穴。使隔灸物覆盖约长 10cm、宽 4cm 的区域。

【功能与应用】百会为足太阳之会，有醒脑开窍、升阳举陷之功，主治中风、头痛、眩晕、癫痫、脱肛、阴挺等症；四神聪有安神镇静之功，主治失眠、多梦、神经衰弱等；前顶有醒脑通络之效，主治头痛、眩晕、中风、癫狂等。诸穴合用，可用于头脑的养生保健，并可治疗脑血管疾病、神经系统疾病、内脏下垂等。

2.前额穴区

【穴区组成】由上星、神庭、眉冲、印堂穴组成，从上星穴始到印堂穴止，旁及两侧眉冲穴。使隔灸物覆盖约长 10cm、宽 5cm 的区域。

【功能与应用】上星、神庭有散风通窍、镇静安神、清利头目之功，主治头痛、眩晕、失眠、癫痫、鼻渊等。眉冲有祛风、明目、安神之功，主治头痛、目疾等。印堂有清利头目、通窍止痛之功，主治前头痛、鼻塞不通等症。诸穴合用，可用于前额的养生保健，并可治疗神经性头痛、精神分裂症、癫痫、神经衰弱、鼻炎、鼻窦炎等。

3. 鼻部穴区

【穴区组成】由迎香、鼻根穴组成，从迎香至鼻根部。使隔灸物覆盖约长 6cm、宽 1.5cm 的区域。

【功能与应用】迎香在鼻翼外缘中点旁，鼻根穴在鼻根部，具有通鼻开窍、祛风通络之功。可用于鼻的养生保健，并可治疗鼻炎、鼻窦炎而致的鼻塞流涕、头痛等症。

4. 四白穴区

【穴区组成】由承泣、四白、巨髎穴组成，从承泣至巨髎穴。使隔灸物覆盖约长 4cm、宽 2cm 的区域。

【功能与应用】承泣穴在面部瞳孔直下；四白穴在面部瞳孔直下，眶下孔凹陷处；巨髎穴在瞳孔直下，平鼻翼下缘处，当鼻唇沟外侧。诸穴合用，具有祛风散邪、通经活络之功。可用于面部的养生保健，并可治疗鼻病、面神经麻痹、面神经痛等症。

5. 面颊穴区

【穴区组成】由地仓、大迎、颊车、下关穴组成。使隔灸物覆盖约长 8cm、宽 7cm 的区域。

【功能与应用】本穴区有祛风活络、通经开窍之功。可用于面部的养生保健，并可治疗面瘫、面痛、腮腺炎、牙痛、牙关紧闭等。

6. 颈部穴区

【穴区组成】由颈 1 ～ 7 督脉线、哑门及颈 1 ～ 7 夹脊穴组成。使隔灸物覆盖约长 12cm、宽 4cm 的区域。

【功能与应用】本穴区具有通督脉、散风通络、活血祛瘀之功。可用于颈部的养生保健，并可治疗颈椎病、颈项强直、后头痛、肩臂痛、上肢疾病等。

（二）胸腹背腰部

1.胸脊上穴区

【穴区组成】以胸 1～6 督脉线为中心，由大椎、陶道、身柱、神道、灵台、胸 1～6 夹脊穴组成。使隔灸物覆盖约长 18cm、宽 6cm 的区域。

【功能与应用】大椎为手足三阳、督脉之会，有通阳解表、清热解毒、镇静安神之功；陶道、身柱、灵台有宣降肺气、养心安神之效；胸 1～6 夹脊穴有宣肺理气、养心安神、活血通络之功。诸穴合用，可用于心肺的养生保健，并可治疗上焦心肺疾患，如感冒、咳喘、惊悸、心痛，以及本区段的脊柱疾病等。

2.胸脊中穴区

【穴区组成】由胸 6～10 督脉线、灵台、至阳、筋缩、中枢、胸 6～10 夹脊穴组成。使隔灸物覆盖约长 12cm、宽 6cm 的区域。

【功能与应用】督脉的灵台、至阳、筋缩、中枢穴具有疏肝利胆、健脾和胃、舒筋活络之功；胸 6～10 夹脊穴有疏利肝胆、理气和胃之效。诸穴合用，可用于肝胆的养生保健，并可治疗胁肋胀痛连及胃脘、癫痫、黄疸等，以及本区段的椎体病变。

3.胸脊下穴区

【穴区组成】由胸 9～12 督脉线、筋缩、中枢、脊中、悬枢、胸 9～12 夹脊穴组成。使隔灸物覆盖约长 9cm、宽 6cm 的区域。

【功能与应用】本穴区具有健脾利湿、调理脾胃、舒筋通络之功。可用于脾胃的养生保健，并可治疗脾胃、肠道疾患，如脘腹胀痛、胃炎、胃下垂、肠炎、泄泻、痢疾等，以及本区段的椎体病变。

4.腰脊穴区

【穴区组成】由腰 1～5 督脉线、悬枢、命门、腰阳关、腰 1～5 夹脊穴组成。使隔灸物覆盖约长 9cm、宽 6cm 的区域。

【功能与应用】悬枢、命门、腰阳关穴具有补肾壮阳、强腰固下、散寒通络、调经止带之功，与夹脊穴相合，可用于肾与膀胱的养生保健，并可治疗下焦疾病，如腰痛、肾病、阳痿、遗精、痛经、月经不调、带下、淋浊等，以及本区段的腰脊病变。

5. 骶脊穴区

【穴区组成】由腰 5 ～骶 4 督脉线、腰俞、上髎、次髎、中髎、下髎穴组成。使隔灸物覆盖约长 9cm、宽 6cm 的区域。

【功能与应用】本区诸穴有强腰膝、通督脉、散寒利湿、舒筋通络之功。可用于肾与膀胱的养生保健，并可治疗下焦与下肢疾患，如腰骶部疼痛、下肢痿痹、男性病、妇科病、泌尿系统疾病等。

6. 背俞上穴区

【穴区组成】由大杼、风门、肺俞、厥阴俞、心俞、督俞穴组成。使隔灸物覆盖约长 18cm、宽 6cm 的区域。

【功能与应用】大杼为骨会，可强筋骨，通经络，合风门可疏散风邪，宣肺解表；肺俞为肺之背俞穴，有宣肺止咳、益气和营之功；厥阴俞、心俞分别为心与心包之背俞穴，可养心安神，宁心和营，合督俞可宽胸理气，通络止痛。诸穴合用，可用于心肺的养生保健，并可治疗心肺系统疾患，如感冒、咳喘、心悸、心痛、胸背痛、肋间神经痛、神经衰弱等。

7. 背俞中穴区

【穴区组成】由膈俞、肝俞、胆俞、脾俞、胃俞穴组成。使隔灸物覆盖约长 18cm、宽 6cm 的区域。

【功能与应用】膈俞为血会，有利气宽胸、活血化瘀之功；肝俞、胆俞分别为肝与胆之背俞穴，有疏肝利胆、行气通络之效；脾俞、胃俞分别为脾与胃之背俞穴，有健脾益胃、利湿导滞之功。肝、胆、脾、胃之脏腑，在生理与病理上相互影响，诸穴相合，相互为用，与膈俞相配，对肝、胆、脾、胃气滞血瘀者更为适宜。可用于肝、胆、脾、胃的养生保健，并可治疗胁肋与胃脘痛、胃炎、肝炎、胆囊炎、黄疸、水肿、泄泻等。

8. 背俞下穴区

【穴区组成】由三焦俞、肾俞、气海俞、大肠俞、关元俞、小肠俞、膀胱俞穴组成。使隔灸物覆盖约长 20cm、宽 6cm 的区域。

【功能与应用】三焦俞可通利三焦，利水消肿；肾俞可益肾壮阳，强腰利水；气海俞、关元俞可培元固本，调理下焦；膀胱俞通利水道。诸穴合用，可用于肾与膀胱、肠的养生保健，并可治疗虚劳、腰痛、泄泻、遗精、遗尿、癃闭、月经不调等症。亦常用于治疗泌尿系炎症、膀胱与尿道炎症、盆腔炎症、性功能障碍等疾病。

9. 膻中穴区

【穴区组成】由中庭、膻中、玉堂、紫宫穴组成。使隔灸物覆盖约长11cm、宽6cm 的区域。

【功能与应用】中庭理气宽胸，和胃降逆；膻中为心包经募穴，八会穴之气会，可调整心脏功能，有理气活血、宽胸利膈之效。诸穴合用，可用于心肺的养生保健，并可治疗胸痛、心痛、咳嗽、气喘、呕吐、呃逆等。

10. 期门穴区

【穴区组成】由期门、日月穴组成。使隔灸物覆盖约长 7cm、宽6cm 的区域。

【功能与应用】期门穴为肝之募穴，日月穴为胆之募穴，具有疏肝利胆、通经止痛之功。可用于肝胆的养生保健，并可治疗肋间神经痛、痞块、鼓胀等。

11. 中脘穴区

【穴区组成】由任脉的上脘、中脘、建里、下脘穴和足少阴肾经的腹通谷、阴都、石关、商曲穴组成。使隔灸物覆盖约长 10cm、宽6cm 的区域。

【功能与应用】任脉之中脘为手太阳、手少阳、足阳明、任脉之会，胃之募穴，八会穴之腑会，能调节胃功能，促进胃与十二指肠炎症吸收及溃疡愈合，是治胃病之要穴。与上脘、下脘、建里穴相合，具有健脾和胃、理气止痛、消食降逆之功。足少阴肾经在腹部的腧穴腹通谷、阴都、石关、商曲与以上四穴相对，加强了调理脾胃、理气散瘀之功。本穴区的两条经脉、8 个腧穴涉及整个胃部，可用于胃的养生保健，并可治疗胃脘胀痛、胃炎、胃及十二指肠球部溃疡、呕吐、泄泻、消化不良等。

12. 神阙穴区

【穴区组成】以神阙为中心，涉及脐上 1 寸的水分穴，脐下 1 寸的阴交穴，脐旁 2 寸的天枢穴。使隔灸物覆盖约长 6cm、宽9cm 的区域。

【功能与应用】脐部血液循环丰富，药物易于渗透吸收，故神阙穴为施灸要穴，灸效显著，有回阳固脱、调理肠胃之功。与上下之水分、阴交相配，有良好的温补下焦、健脾利水之效。天枢为大肠募穴，可调理肠道气机，有止泻、通便双向作用。诸穴合用，可用于气血与肠的养生保健，并可治疗中风脱证、休克、腹泻、水肿、带下、崩漏等。

13. 关元穴区

【**穴区组成**】由气海、石门、关元、中极、曲骨穴组成。使隔灸物覆盖约长 11cm、宽 6cm 的区域。

【**功能与应用**】以上四穴均在脐下任脉线上，具有温补下焦、培本固元之功，是人体重要的补益强壮穴位，可提高机体的免疫力，调整肠功能与肾功能。石门为三焦之募穴，关元为足三阴、任脉之会，小肠之募穴，中极为膀胱经之募穴，有固精、利尿、止带之效，对泌尿、生殖系统有调节作用。诸穴合用，为养生保健的重要穴区，并可治疗虚劳、阳痿、遗精、小便不利、水肿、月经不调、前列腺炎、盆腔炎、附件炎等。

14. 腹股穴区

【**穴区组成**】由气冲（腹股沟稍上方）、夹阴（平耻骨联合上缘，两侧腹股沟处）、冲门（腹股沟外侧）穴组成。使隔灸物覆盖约长 11cm、宽 6cm 的区域。

【**功能与应用**】该穴区下有腹壁、髂动静脉与髂腹股沟神经分布，深层有精索（男）或子宫圆韧带（女）经过。灸之有疏通经脉、清利湿热、活血化瘀之功。又可促进血液循环，调节盆腔内器官的神经，起综合治疗作用。可用于男性和女性的养生保健，并可治疗少腹及腹股沟疼痛、前列腺炎、盆腔炎、精索与睾丸炎症、男性不育、子宫脱垂、疝气等。

15. 带脉穴区

【**穴区组成**】由五枢、维道、带脉穴组成。使隔灸物覆盖约长 12cm、宽 6cm 的区域。

【**功能与应用**】带脉者，环绕腰腹部一周，经过十四椎，交会于足少阳胆经的带脉、五枢、维道三穴，其功用为总束诸脉，健运腰腹与下肢。腰腹者，为胞宫和下焦之位，可固摄下元，通冲、任二脉，与男女生殖器官的关系尤为密切。诸穴合同，可用于女性的养生保健，并可治疗腰胁痛、侧腹痛、经闭、月经不调、带下、子宫脱垂、疝气、男性病等。

（三）手足四肢部

1. 肩上穴区

【穴区组成】由肩髃、巨骨、肩井穴组成。使隔灸物覆盖约长 12cm、宽 6cm 的区域。

【功能与应用】肩髃为手阳明、手足太阳、阳维之会，巨骨为手阳明、阳跷之会，肩井为足少阳在肩部的腧穴。三穴均在肩部，具有祛风通络、理气止痛之功。可用于肩部的养生保健，并可治疗肩部疾患，如肩周炎、颈椎病引起的颈肩疼痛等。

2. 肩前穴区

【穴区组成】由肩髃、肩前穴组成，即腋前皱襞顶端与肩髃连线区。使隔灸物覆盖约长 11cm、宽 6cm 的区域。

【功能与应用】本穴区具有祛风通络、行气止痛之功。可用于肩部的养生保健，并可治疗肩臂痛、臂不能举。

3. 肩后穴区

【穴区组成】由肩贞、肩髎、臑会穴组成。使隔灸物覆盖约长 12cm、宽 6cm 的区域。

【功能与应用】肩贞属手太阳小肠经；臑会亦属手太阳经，为手太阳、阳维、阳跷之会；肩髎属手少阳三焦经。三穴均在肩后方，具有祛风通络、活血止痛之功。可用于肩臂的养生保健，并可治疗肩臂痛、肩周炎、臂重不能举、上肢瘫痪等。

4. 肩胛后穴区

【穴区组成】由肩中俞、肩外俞、秉风、曲垣、天宗穴组成。使隔灸物覆盖约长 16cm、宽 8cm 的区域。

【功能与应用】本区五穴均属于手太阳小肠经，均在肩胛后背，具有宣肺理气、祛风活血、通络止痛之功。可用于肩胛的养生保健，并可治疗肩胛、肩臂、颈项、后背疼痛及喘咳等。

5. 肩臂穴区

【穴区组成】由肩髃、臂臑穴组成。使隔灸物覆盖约长 12cm、宽 6cm 的区域。

【功能与应用】肩髃、臂臑属手阳明大肠经的走行区，具有祛风通络、活血止痛之功。可用于肩臂的养生保健，并可治疗肩臂痛、上肢痹证、痿证、瘫痪等。

6. 曲池穴区

【穴区组成】由曲池、肘髎、手三里穴组成。使隔灸物覆盖约长 12cm、宽 6cm 的区域。

【功能与应用】曲池为手阳明大肠经之合穴，配同经上下之肘髎、手三里，具有疏风清热、调气和中、降逆通络之功。可用于肘部的养生保健，并可治疗肘臂麻木疼痛、感冒、中风、高血压、牙痛、面颊肿痛或麻痹等。

7. 二泽穴区

【穴区组成】由尺泽、曲泽穴组成。使隔灸物覆盖约长 6cm、宽 5cm 的区域。

【功能与应用】尺泽为手太阴肺经之合穴，具有清肺、舒筋通络之功；曲泽为手厥阴心包经之合穴，具有清心泻热开闭之效。可用于肘部的养生保健，并可治疗胸痛、心痛、肺热咳血、心热烦渴、咽喉肿痛、小儿惊风、肘臂挛痛、屈伸不利等，对肺心病有一定的治疗作用。

8. 外关穴区

【穴区组成】由外关、支沟、三阳络、会宗穴组成。使隔灸物覆盖约长 7cm、宽 5cm 的区域。

【功能与应用】外关为手少阳三焦经穴，别走厥阴，八脉交会穴之一，通于阳维；支沟为手少阳之经穴；会宗为手少阳之郄穴；三阳络通于手臂之络。诸穴合用，可用于上肢的养生保健，并可治疗热病头痛、耳鸣耳聋、肋间神经痛、手臂痹痛、麻木无力等。

9. 腕背穴区

【穴区组成】由外关、阳池、阳溪、阳谷、养老穴组成。使隔灸物覆盖约长 7cm、宽 5cm 的区域。

【功能与应用】外关、阳池分别为手少阳三焦经之络穴与原穴，阳谷、养老分别为手太阳小肠经之经穴与郄穴，阳溪为手阳明大肠经之经穴。五穴均在手腕部或邻近，是手三阳经特定穴的集聚之处。灸之具有清利头目、舒筋活络之功。可用于腕部的养生保健，并可治疗头痛、耳鸣耳聋、咽喉肿痛、腕臂疼痛等，是治疗腕关节病症的重要穴区。

10. 内关穴区

【穴区组成】由内关、大陵、间使、郄门穴组成。使隔灸物覆盖约长13cm、宽5cm的区域。

【功能与应用】内关为手厥阴心包经的络穴，八脉交会穴，通阴维脉；大陵为手厥阴心包经之输穴与原穴；间使与郄门分别为手厥阴心包经之经穴与郄穴。诸穴合用，具有宁心安神、宽胸理气、活血化瘀、通络止痛之功。可用于心的养生保健，并可治疗心痛、心悸、癫狂、手臂与手腕疼痛及功能性活动障碍，是治疗心血管疾病与神经系统疾病的重要穴区。

11. 神门穴区

【穴区组成】由神门、阴郄、通里、灵道穴组成。使隔灸物覆盖约长3cm、宽3cm的区域。

【功能与应用】神门为手少阴心经之输穴、原穴，阴郄为心经之郄穴，通里为心经之络穴，灵道为心经之经穴，四穴均在腕掌侧尺侧端。灸之具有宁心安神、通经活络之功。可用于心的养生保健，并可治疗心痛、心悸、心律失常、神经衰弱、癔病、盗汗等。

12. 合谷穴区

【穴区组成】由合谷、阳溪穴组成。从合谷穴至阳溪穴，使隔灸物覆盖约长6cm、宽2cm的区域。

【功能与应用】合谷穴在手背第1、2掌骨间，掌骨桡侧的中点处；阳溪穴在腕背横纹桡侧处。可用于头、面与上肢的养生保健，并可治疗外感风寒与风热表证、头痛、牙痛、咽喉肿痛、口眼㖞斜、耳鸣耳聋、各种痛证等。

13. 环跳穴区

【穴区组成】由环跳、居髎组成。使隔灸物覆盖约长15cm、宽6cm

的区域。

【功能与应用】环跳为足少阳、足太阳之会，居髎为足少阳、阳跷之会，均属足少阳经循行于股骨大转子的区域。灸之有祛风通络、强健腰腿之功。可用于胯部的养生保健，并可治疗腰腿痛、坐骨神经痛、股骨头坏死、梨状肌综合征、偏瘫等。

14. 风市穴区

【穴区组成】由风市、中渎穴组成。使隔灸物覆盖约长 15cm、宽 6cm 的区域。

【功能与应用】风市、中渎为足少阳胆经在股外侧中线上的腧穴，具有祛风胜湿、通经活络之功。可用于下肢的养生保健，并可治疗下肢痿痹、半身不遂、风疹瘙痒、脚气等。

15. 血海穴区

【穴区组成】由血海穴及周围区域组成。使隔灸物覆盖约长 5cm、宽 5cm 的区域。

【功能与应用】血海穴在大腿内侧，髌骨内侧端上 2 寸，具有理血调经、祛风止痒之功。可用于血的养生保健，并可治疗血瘀或血虚之证、月经不调、痛经、闭经、皮肤瘙痒、各种痛证等。

16. 膝外穴区

【穴区组成】由膝阳关、阳陵泉、梁丘穴组成。使隔灸物覆盖约长 15cm、宽 6cm 的区域。

【功能与应用】膝阳关是足少阳经在膝外侧的腧穴；阳陵泉为足少阳之合穴，八会穴之筋会；梁丘为足阳明之郄穴。诸穴合用，具有祛风湿、利关节、舒筋脉、和胃利胆之功。可用于膝部的养生保健，并可治疗膝关节疼痛、下肢瘫痪、麻木拘挛、胃痛、胆囊痛等。

17. 膝前穴区

【穴区组成】由内膝眼、外膝眼、鹤顶穴组成。使隔灸物覆盖约长 12cm、宽 8cm 的区域。

【功能与应用】诸穴均在膝前部，具有祛风湿、利关节、舒筋脉之功。可用于膝部的养生保健，并可治疗膝关节疼痛、足膝无力、瘫痪等。

18. 膝内穴区

【穴区组成】由膝关、曲泉、阴陵泉、血海穴组成。使隔灸物覆盖约长15cm、宽6cm的区域。

【功能与应用】膝关是足厥阴在膝内侧之输穴；曲泉亦在膝内侧，为足厥阴之合穴；阴陵泉为足太阴之合穴，与血海同在膝内侧。诸穴合用，具有散风除湿、通经活络、舒利筋脉、健脾理血之功。可用于膝部的养生保健，并可治疗膝关节疼痛、痛经、阴痛、癃闭等。

19. 膝后穴区

【穴区组成】由委中、委阳、阴谷穴组成。使隔灸物覆盖约长11cm、宽5cm的区域。

【功能与应用】委中为足太阳膀胱经的合穴；委阳为三焦经的下合穴，足太阳之别络；阴谷为足少阴之合穴。三穴均为合穴，同在膝后腘窝部。灸之具有补益脾肾、舒筋活络、通利三焦之功。可用于膝部的养生保健，并可治疗腰膝疼痛、屈伸不利、阳痿、癃闭、月经不调等。

20. 丰隆穴区

【穴区组成】由丰隆、条口、下巨虚穴组成。使隔灸物覆盖约长4cm、宽2cm的区域。

【功能与应用】丰隆穴在小腿前外侧，外踝尖上8寸，平条口，距胫骨前缘二横指；条口在小腿前外侧，当犊鼻下8寸，距胫骨前缘一横指；下巨虚在条口上1寸。从条口至下巨虚，这一区域长4cm、宽2cm。灸之具有健脾利湿、化痰理气、调和肠胃之功。可用于下肢的养生保健，并可治疗各种痰证（如咳嗽痰多）、头痛、耳聋、癫狂、痫证、下肢痿痹、腹胀、便秘等症。

21. 胆囊穴区

【穴区组成】由阳陵泉、胆囊穴组成。使隔灸物覆盖约长8cm、宽5cm的区域。

【功能与应用】阳陵泉为足少阳胆经之合穴，八会穴之筋会，与胆囊穴相合，具有疏利肝胆的作用，可促进胆囊与胆管收缩及胆汁分泌。可用于胆的养生保健，并可治疗多种胆囊疾病，如胆囊炎、胆绞痛、黄疸等。

22. 胃肠穴区

【穴区组成】由足三里、上巨虚、条口、丰隆、下巨虚穴组成。使隔灸物覆盖约长 19cm、宽 6cm 的区域。

【功能与应用】足三里、上巨虚、下巨虚分别为胃、大肠、小肠之下合穴，能调理胃肠功能，促进胃肠蠕动；丰隆、条口可化痰通络。诸穴合用，具有扶正祛邪、调和胃肠、理气和中、舒筋活络、化痰降逆之功。可用于胃肠的养生保健，并可治疗胃痛、腹痛、脘腹胀满、呕吐泄泻、下肢痿痹、虚劳诸症。

23. 阴陵泉穴区

【穴区组成】由阴陵泉、地机、漏谷穴组成。使隔灸物覆盖约长 19cm、宽 6cm 的区域。

【功能与应用】三穴均是足太阴脾经的腧穴，走行于小腿内侧，阴陵泉为足太阴之合穴，地机为足太阴之郄穴。诸穴合同，具有健脾利湿、调经理血之功。可用于脾的养生保健，并可治疗妇科疾病，如月经不调、痛经、子宫功能性出血、更年期综合征、附件炎、不孕等。亦治阳痿、遗精、水肿等。

24. 三阴交穴区

【穴区组成】由三阴交穴及其周围区域组成。使隔灸物覆盖约长 5cm、宽 4cm 的区域。

【功能与应用】三阴交在小腿内侧，足内踝尖上 3 寸，为肝、脾、肾三经的交会穴，具有健脾利湿、补益肝肾之功，可用于肝、脾、肾的养生保健，并可治疗消化系统疾病、泌尿生殖系统疾病、妇科疾病，如腹胀泄泻、消化不良、月经不调、痛经、闭经、崩漏、水肿、带下等。属虚证者常用。

25. 太溪穴区

【穴区组成】由太溪、大钟、水泉、照海、然谷穴组成。使隔灸物覆盖约长 13cm、宽 5cm 的区域。

【功效主治】太溪为足少阴肾经之输穴、原穴；大钟为足少阴肾经之络穴，别走太阳；水泉为足少阴肾经之郄穴；照海为八脉交会穴，通于阴跷；然谷为足少阴肾经之荥穴。诸穴合用，具有补肾滋阴、调经利水、通络止痛之功。主治足踝与足跟部疼痛、下肢痿痹、脚气、阳痿、遗精、月经不调、小便淋漓等。在养生保健灸法中，主要用于肾的养生保健。

26. 太冲穴区

【穴区组成】由行间、太冲穴组成。使隔灸物覆盖约长 4cm、宽 2cm 的区域。

【功效主治】本穴区是足厥阴肝经走行于足背部的腧穴。诸穴合用，具有清利头目、泻热镇惊、祛风胜湿、舒经通络之功。主治足背趾疼痛、麻木不仁、下肢痿痹、头痛、眩晕、癫痫、中风、末梢神经炎、痛风等。在养生保健灸法中，主要用于肝的养生保健。

27. 涌泉穴区

【穴区组成】由涌泉、足底阿是穴组成。使隔灸物覆盖约长 12cm、宽 6cm 的区域。

【功能与应用】涌泉为足少阴肾经之井穴，足底阿是穴分布于足底各部。诸穴合用，具有补肾壮骨、舒筋活络、醒神开窍之功。可用于肾的养生保健，并可治疗足底痛、足心热、足底冰凉、头痛、头晕、癫痫、昏厥等。

五、常用铺灸药方

1. 养生保健散

【组成】黄芪 200g，当归、灵芝、丹参、沙参、白术、柴胡、熟地黄、路路通各 100g，冰片 5g。

【用法】上药共研细末，装瓶备用，在药物铺灸时应用，亦可口服，每次 20g，1 日 2 次。

【功能】补益气血，平衡阴阳，调理脏腑。

【方解】黄芪、当归以补益气血；丹参（入心）、沙参（入肺）、白术（入脾）、柴胡（入肝）、熟地黄（入肾），以调理脏腑功能；灵芝提高免疫力，抗病、抗衰老；路路通疏通经络；冰片芳香化浊，使诸药渗透入里，令药效充分发挥作用。

【应用】一可用于养生保健，二可防治各种虚劳。

2. 美容祛斑散

【组成】黄芪 200g，灵芝 100g，白术 100g，防风 100g，白芷 100g，白蒺藜 100g，川芎 100g，珍珠粉 100g，白附子 150g，皂角刺 150g，冰片 5g。

【用法】上药共研细末，装瓶备用，在药物铺灸时应用，亦可口服，每次 20g，1 日 2 次。

【功能】扶正祛邪，美容祛斑。

【方解】方中黄芪补气为主，可补益心、肺、脾、肾等脏腑之正气。正气不虚，则面部容光焕发。黄芪有益气补血的作用，以养肌肤。气血充足，则面色红润。黄芪又可固表生肌，增强肌表的抗病能力，令面部不易受外邪侵袭，以扶正祛邪，促进面部的新陈代谢，达美容祛斑之目的。此外，黄芪还可增强机体的免疫功能，有强壮和抗衰老的作用。白术健脾益气，促进气血的化生以养面容，又可利湿，祛除面部的致病因素。灵芝可补益正气，抗衰老，使容颜不衰。川芎可活血行气，气血通畅则面容得养，面部色斑得以消除。珍珠粉可养颜美白。白附子有温阳祛邪的作用，使阳气布于面部，面部寒湿瘀积得以消散，又有美白的作用。防风、白芷祛风散寒，以祛除面部病邪，并善走头面与阳明经，起美容祛斑之效。白蒺藜平肝潜阳，有美容祛斑作用。皂角刺善走经络，有通透皮毛的作用。冰片芳香化浊，使药效渗通，容易吸收，更好地发挥治疗作用。诸药合用，相辅相成，扶正祛邪，美容祛斑。

【应用】一可用于面部的养生保健，二可治疗面容衰老、面部色斑。

3. 养宫散

【组成】黄芪、当归、菟丝子、淫羊藿、小茴香、雄蚕蛾、路路通各 100g，鹿茸 50g。

【用法】上药共研细末，装瓶备用，在药物铺灸时应用，亦可口服，每次 20g，1 日 2 次。

【功能】补益气血，补肾养宫，调养冲任。

【方解】黄芪、当归可补益气血，因子宫的功能要靠气血的滋养；菟丝子、淫羊藿、雄蚕蛾、鹿茸可补肾气，益精血，肾之精血充足，则能养胞宫，主孕育与月经；小茴香、路路通可温养胞宫，调理冲任。诸药合用，共奏养护胞宫之功。

【应用】一可用于子宫的养生保健，对子宫有保养作用；二可用于子宫疾病的防治，如月经不调、痛经、带下、子宫脱垂、宫虚不孕等。

4. 益肾安神散

【组成】淫羊藿、旱莲草、熟地黄、女贞子、鹿茸、益智仁、茯神、炒枣仁、五味子、远志各100g。

【用法】上药共研细末，装瓶备用，在药物铺灸时应用，亦可口服，每次20g，1日2次。

【功能】补肾安神，平衡阴阳。

【方解】方中淫羊藿、鹿茸以温补肾阳；旱莲草、女贞子滋补肾阴，可调理阴阳平衡；茯神、炒枣仁、远志、五味子可养心安神。妇女更年期以肾虚、阴阳失衡、心神不安为主，故用本方有效。

【应用】一可用于妇女更年期的养生保健，二可防治更年期所致的腰膝无力、头晕心烦、失眠多梦、经期紊乱等症。

5. 戒烟散

【组成】沙参、桔梗、杏仁、陈皮各100g，洋金花、细辛、甘草各30g。

【用法】上药共研细末，装瓶备用，在药物铺灸时应用，亦可口服，每次20g，1日2次。

【方解】方中沙参养阴润肺；桔梗、杏仁、陈皮可宣降肺气，化痰止咳；洋金花、细辛有戒烟作用。诸药合用，可益肺止咳化痰，减少烟毒对肺经的损害，对戒烟有一定作用。

【应用】一可用于戒烟，二可防治烟毒伤肺所致的咳嗽、痰多等症。

6. 戒酒散

【组成】半夏、白术、陈皮、苍术、砂仁、葛根、茵陈、车前子各100g，葛花、甘草各50g。

【用法】上药共研细末，装瓶备用，在药物铺灸时应用，亦可口服，每次20g，1日2次。

【功能】健脾和胃，解酒醒酒。

【方解】饮酒过度，易伤脾胃，方中白术、苍术健脾燥湿；半夏、陈皮、砂仁健胃和中降气；茵陈、车前子利湿排毒；葛根、葛花可解酒醒酒。诸药合用，可奏健脾和胃、戒酒解酒之功。

【应用】一可用于戒酒，二可防治过量饮酒而致的脾胃症状。

7. 降脂减肥散

【组成】半夏、苍术、大黄、生山楂、草决明、大黄各100g，车前子、冬瓜子、荷叶各50g。

【用法】上药共研细末，装瓶备用，在药物铺灸疗法中应用。亦可口服，每次20g，1日2次。

【功能】燥湿化痰，降脂减肥。

【方解】血脂高、肥胖者，多属痰湿不化，故用半夏、陈皮、茯苓以燥湿化痰；山楂、草决明、冬瓜子有降脂作用；大黄、车前子可化瘀利水，通利二便，有利于痰湿排出体外。诸药合用，可燥湿化痰，降脂减肥，对高血脂、肥胖有一定防治作用。

【应用】一可降脂减肥，二可防治高血脂、肥胖而致的病症。

8. 益智健脑散

【组成】何首乌、益智仁、熟地黄、菟丝子、五味子、川芎、丹参、路路通各100g，荷叶、菊花、甘草各50g。

【用法】上药共研细末，装瓶备用，在药物铺灸疗法中应用。亦可口服，每次20g，1日2次。

【功能】补肾填精，益智健脑。

【方解】方中用何首乌、益智仁以益智健脑；熟地黄、菟丝子、五味子可补益肾精，调理肝肾；川芎、丹参有活血化瘀的作用，以防脑供血不足；菊花、荷叶可清利头目。诸药合用，共奏益智健脑、补肾填髓之功。

【应用】一可用于脑的养生保健，二可防治脑血管疾病、脑萎缩、老年性痴呆、记忆力减退等。

9. 聪耳明目散

【组成】何首乌、熟地黄、石菖蒲、白芍、草决明、木贼、路路通各

100g，蝉衣、荷叶、菊花各 50g。

【用法】上药共研细末，装瓶备用，在药物铺灸疗法中应用，亦可口服，每次 20g，1 日 2 次。

【功能】补肾肝肾，聪耳明目。

【方解】中医认为，肾开窍于耳，耳的养生保健需从肾，故方中用何首乌、熟地黄以补肾聪耳；肝开窍于目，故用白芍、草决明、木贼以养生明目；又以石菖蒲、路路通通窍；蝉衣、菊花、荷叶以清利头目，祛除外邪。诸药合用，可补益肝肾，聪耳明目。

【应用】一可用于眼与耳的养生保健，二可防治眼与耳的疾患。

10. 延年益寿散

【组成】人参、何首乌、熟地黄、灵芝、黄芪、当归、白术、菟丝子、黄精各 100g。

【用法】上药共研细末，装瓶备用，在药物铺灸疗法中应用。亦可口服，每次 20g，1 日 2 次。

【功能】抗衰老，延年益寿。

【方解】人体以气血为本，方用人参、黄芪、当归、白术，可补益气血、抗衰老；衰老与肾精亏虚有关，故用何首乌、熟地黄、灵芝、菟丝子、黄精补益精血。据药理研究，以上药物均有提高机体免疫力的作用，为延年益寿之佳品。

【应用】一可用于抗衰老、延年益寿，二可防治人体虚劳之症。

11. 玉屏风散

【组成】黄芪、白术、防风各 100g，甘草 60g。

【用法】上药共研细末，装瓶备用，在药物铺灸疗法中应用。亦可口服，每次 20g，1 日 2 次。

【功能】益气固表，扶正祛邪。

【方解】人体抵抗力下降，正气不足，表卫不固，易受外邪的侵袭，如反复感冒等。方中黄芪补益正气，固护肌表；白术健脾益气；防风驱散外邪，以防外邪入侵。诸药合用，可益气固表，如同为机体建立了一条屏风防线以防病。正气充足，则邪不可干，本品又可驱散邪气，发挥扶正祛邪的作用。

【应用】一可用于防病，二可防治表虚易外感、自汗等症。

12. 生发防脱散

【组成】何首乌、菟丝子、当归、丹皮、防风各 100g，蝉衣、甘草各 50g。

【用法】上药共研细末，装瓶备用，在药物铺灸疗法中应用，亦可口服，每次 20g，1 日 2 次。

【功效】补肾养血，祛风通络，生发防脱。

【方解】肾主藏精，其华在发，方中用何首乌、菟丝子以补益肾精；发为血之余，用当归、丹皮以养血，清血热；风邪上犯可致脱发，用防风、蝉衣以祛风防脱；甘草调和诸药。诸药合用，有补肾养血、祛风通络之效，有生发、防脱发的作用。

【应用】一可用于头发的养生保健，二可用于发白、发稀、脱发等症。

13. 颈痛散

【组成】桂枝、葛根、川芎、威灵仙、乳香、没药、伸筋草、地龙、木瓜、羌活各 100g，木香 60g，冰片 5g。

【用法】上药共研细末，装瓶备用，在药物铺灸疗法中应用。亦可口服，每次 20g，1 日 2 次。

【功能】祛风胜湿，舒经活络，活血化瘀。

【方解】颈椎为督脉与足太阳经所过之位，劲痛多因颈椎的退行性变与增生压迫神经而致。方中桂枝、羌活主治太阳之病，祛除颈项之风寒湿邪；威灵仙、伸筋草、地龙、木瓜祛邪通络而舒筋，以解除颈项、肩、上肢的疼痛与屈伸不利等症；川芎、葛根、乳香、没药活血化瘀而通络，改善病变的血液循环，促进炎症吸收，缓解压迫；葛根又可柔颈解痉，扩张动脉血管，增加血流量，改善椎动脉的血运；木香行气通络，达气行则血行之目的；冰片芳香渗透而通窍。另外，颈神经根组成臂丛神经，支配肩与上肢的运动功能，故治疗此处能缓解肩与上肢诸症。诸药合用，标本兼治，共奏其效。

【应用】一可用于颈部的养生保健，二可用于颈椎病的防治。

14. 调经止痛散

【组成】柴胡、香附、白芍、当归、益母草、延胡索各100g，生蒲黄、五灵脂、木香各60g，冰片5g。闭经者，加三棱、莪术各50g。

【用法】上药共研细末，装瓶备用，在药物铺灸疗法中应用。亦可口服，每次20g，1日2次。

【功能】疏肝解郁，活血化瘀，调经止痛。

【方解】肝为女子之本，肝郁不舒，则气血运行受阻，出现月经不调、痛经、闭经。方中柴胡、香附疏肝解郁，香附又为"气病之总司，妇科之主帅"，气血同治；白芍、当归、益母草活血养血，化瘀调经；延胡索、生蒲黄、五灵脂，活血化瘀而止痛；木香行气，气行则血行；冰片芳香走窜，通窍止痛。血瘀闭经者，加三棱、莪术，破血化瘀以治经闭。

【应用】一可用于女性的养生保健，二可用于月经不调和痛经的防治。

15. 扶正补血散

【组成】黄芪150g，当归、补骨脂、肉桂、地龙各100g，没药、木香各50g，冰片10g。

【用法】上药共研细末，装瓶备用，在药物铺灸疗法中应用。亦可口服，每次20g，1日2次。

【功能】补益气血，壮骨生髓。

【方解】本品适用于气血虚损之症。方中黄芪、当归补益气血，补气以生血，血足则载气，共促气血生化之源；血为精血所化生，骨髓又有造血功能，故用肉桂、补骨脂、补肾壮骨生髓；地龙、没药活血通络，使瘀血去而新血生；冰片芳香渗透，引药入里。诸药合用，共奏补益气血、壮骨生髓、祛瘀生新之功。

【应用】一可用于气血的养生保健，二可用于防治气血不足而致的多种病症。

16. 苍耳鼻炎散

【组成】苍耳子、白芷、黄芩各100g，鱼腥草150g，辛夷、细辛各50g。

【用法】上药共研细末，装瓶备用，在药物铺灸疗法中应用，亦可口

服，每次 20g，1 日 2 次。

【功效】疏散风邪，清热消炎，通窍止痛。

【主治】急慢性鼻炎、过敏性鼻炎、鼻窦炎。症见鼻塞流涕、头痛等。

【方解】方中苍耳子、白芷、细辛、辛夷疏散风邪，通窍止痛，以治风寒或风热阻塞鼻窍而引起的鼻塞流涕、头痛等；鱼腥草、黄芩清肺热，排脓浊，消鼻炎，以清鼻腔与鼻窦之炎性浊涕。诸药合用，又有抗过敏之效，治疗过敏性鼻炎有效。

【应用】一可用于鼻的养生保健，二可用于鼻病的防治。

17. 耳聋通窍散

【组成】石菖蒲、胆南星、升麻各 50g，川芎、郁金、路路通各 100g，麝香（或冰片）2g。脾肾虚者，加白术、杜仲各 100g；肝郁阳亢者，加天麻、黄芩、柴胡各 100g；气血虚弱者，加黄芪、当归各 100g；痰湿阻窍者，加半夏、泽泻各 100g。

【用法】上药共研细末，装瓶备用，在药物铺灸疗法中应用，亦可口服，每次 20g，1 日 2 次。

【功效】祛风通络，开窍启闭。

【主治】各型耳鸣、耳聋。

【方解】耳鸣、耳聋者，乃邪阻耳窍或由脏腑功能失调而致。方中石菖蒲、郁金祛邪通窍，使邪去窍开；升麻升阳通达，使阳气充清窍，引药直达病所；川芎、路路通活血通络，增强耳窍的血液循环，使听神经得到营养；麝香、冰片芳香开窍，渗透入耳，以增强药效。诸药合用，使邪去、正复、窍通，以达耳聪之目的。又根据辨证，加白术、杜仲补益脾胃；天麻、黄芩、柴胡疏肝解郁，平肝潜阳；当归、黄芪补益气血；半夏、泽泻化痰利湿。

【应用】一可用于耳的养生保健，二可用于耳鸣耳聋的治疗。

18. 中风通络散

【组成】地龙、秦艽、木瓜、川芎、天麻、葛根、僵蚕各 100g，土鳖虫、南星、全蝎各 50g，麝香（或冰片）2g。

【用法】上药共研细末，装瓶备用，在药物铺灸疗法中应用，亦可口

服，每次 20g，1 日 2 次。

【功效】祛风通脉，活血化瘀，舒筋活络。

【主治】中风、脑血栓、脑梗死后遗症。症见半身不遂、言语不利、痰多等。

【方解】本病多由风痰阻塞脑脉，邪中脏腑而不去，经络不通而致。方中地龙、秦艽、天麻、木瓜疏通经络，使脑脉与经络畅通；土鳖虫、全蝎、僵蚕搜除阻塞于经脉之余邪；川芎、葛根活血化瘀，改善脑脉的血液循环，促进病灶的吸收与修复；南星化痰散结；麝香、冰片芳香开窍而醒脑。诸药合用，对脑、脏腑、肢体起综合治疗作用。

【应用】一可用于脑的养生保健，二可用于治疗中风而致的半身不遂等症。

19. 肩痛散

【组成】羌活、姜黄、川乌、草乌、桂枝、威灵仙、地龙、追地风、透骨草、伸筋草、川芎各 100g，土鳖甲 60g。

【用法】上药共研细末，装瓶备用，在药物铺灸疗法中应用，亦可口服，每次 20g，1 日 2 次。

【功效】祛风散寒胜湿，舒筋活络，活血通络止痛。

【主治】肩周炎、上肢痿痹。症见肩部疼痛、屈伸不利、功能活动受限、上肢疼痛、麻木无力等。

【方解】肩痛乃风寒湿邪凝滞肩部，脏腑气血不足，劳损所致。方中羌活、川乌、草乌、追地风，祛风散寒利湿；桂枝、地龙、威灵仙、伸筋草、透骨草，舒筋活络止痛；姜黄为治臂痛之要药；川乌、土鳖甲活血化瘀，改善肩臂的血液循环。诸药合用，使风湿除，寒凝散，筋骨利，脉络通，则肩痛愈。

【应用】一可用于肩的养生保健，二可用于治疗肩周炎等肩部疾病。

20. 风湿痹痛散

【组成】防风、桂枝、威灵仙、豨莶草、海风藤、川乌、草乌、寻骨风、淫羊藿、川芎、白芷、白花蛇舌草各 50g，木别子 2g。

【用法】上药共研细末，装瓶备用，在药物铺灸疗法中应用，亦可口

服，每次 20g，1 日 2 次。

【功效】祛风散寒胜湿，舒筋活络，活血通络，补肾壮骨。

【主治】各型痹证、风湿、类风湿性关节炎、痛风等。症见关节、筋骨、肌肉疼痛，或见麻木、重着、屈伸不利、关节肿大变形等。

【方解】痹证者，风、寒、湿杂合而致。方中防风、海风藤、寻骨风，祛风为主，又能散寒利湿；川乌、草乌温经散寒为主，外用又有麻醉止痛之功，可有效祛除寒邪疼痛；桂枝、威灵仙、豨莶草舒筋通脉，可祛除在经之风寒湿邪，发挥通络止痛之效；淫羊藿补肾壮阳以治痹痛日久入骨，关节变形之症；白花蛇舌草清热利湿，据现代研究其有镇痛、镇静作用，以治顽痹，用治类风湿有效；木别子（木鳖子）虽有大毒，外用可消肿止痛，以治关节肿大；川芎祛风活血，以活血通络，搜血中之风。诸药合用，药力强大，共奏祛风寒湿、通络止痛之功。

【应用】主要用于风湿痹痛的防治。

21. 骨质增生散

【组成】补骨脂、桑寄生、杜仲、狗脊、寻骨风、透骨草各 100g，川芎、草乌、乳香、没药各 60g，穿山甲、土鳖甲各 30g。

【用法】上药共研细末，装瓶备用，在药物铺灸疗法中应用，亦可口服，每次 20g，1 日 2 次。

【功效】补肾壮骨，舒筋活络，祛风寒湿，通络止痛。

【主治】各种骨质增生。症见增生部位的疼痛、麻木、屈伸不利、功能活动障碍等。

【方解】骨者，肾所主。方中补骨脂、桑寄生、狗脊、杜仲，补肝肾，强筋骨，为治本之法；风寒湿邪阻塞经脉，留滞于骨，则骨质增生而痛，用寻骨风、透骨草、川芎、草乌祛风散寒利湿，以祛除病邪；乳香、没药、土鳖甲活血化瘀，通经活络，并可改善血液循环，以除增生压迫而致的疼痛。诸药合用，标本兼治，共克顽疾。

【应用】一可用于骨的养生保健，二可用于防治骨质增生。

22. 腰突散

【组成】补骨脂、菟丝子、怀牛膝、金毛狗脊、川乌、草乌、威灵仙、透骨草、伸筋草、川芎各100g，血竭、马前子、土鳖甲各30g，麝香3g。肾阳虚者，加肉桂、巴戟天各100g；肾阴虚者，加女贞子、旱莲草各100g；气滞血瘀者，加木香、地龙各100g。

【用法】上药共研细末，装瓶备用，在药物铺灸疗法中应用，亦可口服，每次20g，1日2次。

【功效】补益肝肾，散寒利湿，活血化瘀，舒筋活络。

【主治】腰椎间盘突出症、强直性脊柱炎、腰椎骨质增生。症见腰腿疼痛，向下肢放射，或麻痛、刺痛、胀痛，功能活动障碍，严重者大小便失禁，双下肢瘫痪，肌肉萎缩等。

【方解】肝主筋，肾主骨，腰为肾之府，病位在肝、肾、督脉。方中补骨脂、菟丝子、牛膝、金毛狗脊可补肝肾，强筋骨；风、寒、湿凝聚经脉、筋骨则发病，以金毛狗脊、川乌、草乌、威灵仙、透骨草、伸筋草祛风散寒胜湿，舒筋活络；经脉不通，气滞血瘀，不通则痛，以川芎、血竭活血化瘀，通利经脉，增强血液循环，可解除椎体的炎性水肿与压迫；以马钱子、土鳖甲散寒通络，消肿止痛，对缓解腰腿疼痛有良效；麝香通络祛邪，芳香渗透，引药直达病所。又根据辨证加肉桂、巴戟天，温补肾阳；旱莲草、女贞子，滋补肾阴；木香、地龙，理气活血；肉桂、苍术，散寒利湿。诸药合用，共奏补肝肾、强筋骨、散寒利湿、通经脉之功。

【应用】一可用于腰部的养生保健，二可用于防治腰椎间盘突出症、强直性脊柱炎等。

23. 腰损散

【组成】金毛狗脊、续断、杜仲、桑寄生、牛膝、延胡索、川芎各100g，三七30g，独活、桂枝、伸筋草、地龙各90g。风寒湿者，加肉桂、川乌各100g；气滞血瘀者，加木香、乳香、没药各60g；肝肾亏虚者，加巴戟天、白芍各100g。

【用法】上药共研细末，装瓶备用，在药物铺灸疗法中应用，亦可口服，每次20g，1日2次。

【功效】补益肝肾，散寒利湿，通络止痛。

【主治】腰脊劳损。症见腰背疼痛、腰膝酸困无力、活动不力、遇劳或受凉后加重等。

【方解】腰痛大多属慢性劳损，肝肾亏损所致。方中金毛狗脊、续断、杜仲、桑寄生、牛膝补肝肾，强筋骨，壮腰膝，以治劳损之症；风寒湿邪，留滞督脉与膀胱经，则腰背疼痛，以独活、桂枝、伸筋草祛风散寒胜湿；久病入络，气滞血瘀，则筋脉失养，以延胡索、川芎、三七、地龙行气活血，化瘀通络而止痛。又根据辨证加肉桂、川芎，散寒利湿；木香、乳香、没药，行气活血；巴戟天、白芍，补益肝肾。诸药合用，补益肝肾以治劳损，祛风散寒利湿以除病因，行气活血以通经络，共治劳损腰痛。

【应用】一可用于腰部的养生保健，二可用于防治腰肌劳损等症。

24. 舒肝利胆散

【组成】柴胡、郁金、香附、金钱草、茵陈、丹参各100g，大黄、枳实、甘草各60g。

【用法】上药共研细末，装瓶备用，在药物铺灸疗法中应用，亦可口服，每次20g，1日2次。

【功效】舒肝利胆，清热利湿，通腑化瘀。

【主治】肝炎、肝硬化、胆囊炎、胆结石、黄疸（阳黄）。症见胁肋及上腹部疼痛、胀满不适、恶心厌油、皮肤与巩膜黄染、大便干、小便黄、舌质红、苔黄腻、脉弦滑数等。

【方解】以上诸病与肝郁有关，方中柴胡、郁金、香附，疏肝解郁；胆附于肝，分泌和排泄胆汁，金钱草、茵陈利胆清热，是治胆囊炎、胆结石、黄疸之要药；肝胆以疏通为顺，大黄、枳实、丹参能疏肝瘀，通胆腑，使胆汁与瘀毒下行肠道而排出，治疗胆囊炎、胆结石、黄疸有良效，并可活血化瘀，促进肝功能恢复，以治疗肝炎、肝硬化。

【应用】一可用于肝胆的养生保健，二可防治肝胆疾患。

25. 慢性胃炎散

【组成】党参、白术、茯苓、木香、砂仁、延胡索、厚朴、丹参、蒲公英各100g，炙甘草60g。肝郁气滞者，加柴胡、香附各100g；脾胃虚寒者，加附子、干姜各50g；胃阴不足者，加石斛、乌梅各100g；血瘀胃络者，加生蒲黄、五灵脂各100g。

【用法】上药共研细末，装瓶备用，在药物铺灸疗法中应用，亦可口服，每次20g，1日2次。

【功效】健脾和胃，理气通络，化瘀消肿。

【主治】慢性浅表性胃炎、慢性萎缩性胃炎。症见胃部不适，胃脘胀痛，或隐痛或刺痛，恶心，嗳气，嘈杂，神疲乏力，纳食减少等。

【方解】慢性胃炎多因脾虚、胃络瘀阻而致。方中党参、白术、茯苓、炙甘草，健脾益气以治本；木香、砂仁、厚朴理气通络，消胀化食而止痛；延胡索、丹参活血化瘀，通络止痛，并可改善胃部的血液循环，促进炎症的消散；蒲公英消炎通络，以消除胃部炎性水肿、糜烂等病理改变。又根据辨证，配柴胡、香附，疏肝理气；附子、干姜，温中散寒；石斛、乌梅滋养胃阴；蒲黄、五灵脂，活血化瘀。诸药合用，健脾和胃以治本，理气活血、消炎通络以除诸症，扶正祛邪，共治慢性胃炎。

【应用】一可用于胃的养生保健，二可防治慢性胃炎等。

26. 止泻散

【组成】苍术、白术、茯苓、山药、葛根、车前子各100g，桔梗、炙甘草各50g。脾虚泄泻者，加党参、莲子肉各100g；寒湿泄泻者，加藿香、干姜各60g；湿热泄泻者，加黄连、秦皮各100g；伤食泄泻者，加炒莱菔子100g，炒枳实50g；肾虚泄泻者，加补骨脂、吴茱萸各100g；肝郁泄泻者，加柴胡、防风各100g。

【用法】上药共研细末，装瓶备用，在药物铺灸疗法中应用，亦可口服，每次20g，1日2次。

【功效】健脾利湿，分泌清浊，升阳止泻。

【主治】各型肠炎、泄泻。症见腹痛，肠鸣，泄泻清稀，或泻下水谷不化，或泻下臭如败卵，或泻下急迫，或泻下在五更，食少乏力等。

【方解】脾虚湿盛则泄泻，方中白术、苍术、山药、茯苓，健脾利湿；车前子利水化湿，分利清浊；葛根、桔梗，升阳止泻，又可升脾阳，保肺气；炙甘草温中健脾，调和诸药。根据辨证分型，加藿香、干姜，散寒利湿；黄连、白头翁，清热利湿解毒；炒莱菔子、炒枳实，消食导滞；党参、莲子肉，健脾益气，收涩止泻；柴胡、防风，疏肝解郁；吴茱萸、补骨脂，温补脾肾阳气。

【应用】一可用于肠的养生保健，二可防治腹泻等肠道疾患。

27. 升举脱垂散

【组成】黄芪、党参、升麻、柴胡、五味子、葛根、棉花根各 100g，桑螵蛸、麻黄根各 50g。

【用法】上药共研细末，装瓶备用，在药物铺灸疗法中应用，亦可口服，每次 20g，1 日 2 次。

【功效】益气健脾，升阳举陷，收敛固脱。

【主治】胃下垂、子宫脱垂、脱肛。症见胃脘不适、腹部下坠、阴挺脱出、肛脱不收、食欲不振、气短乏力等症。

【方解】内脏下垂者，多因气虚不升，脾、肺、肾气不固，肝筋迟缓不收，中阳不升所致。方中黄芪、党参、棉花根补益脾肺之气；五味子、桑螵蛸补益肾气；柴胡、升麻、葛根升阳举陷；麻黄根、桑螵蛸、五味子，又有收涩固脱之功。诸药合用，补气、升阳、固脱，使阳气上升，脏腑功能增强，下垂之腑复原。

【应用】主要用于内脏脱垂的防治。

28. 补肾起痿散

【组成】仙茅、淫羊藿、旱莲草、女贞子、肉苁蓉、锁阳、巴戟天、菟丝子各 100g，雄蚕蛾、九香虫各 60g。

【用法】上药共研细末，装瓶备用。

【功效】补肾壮阳，滋阴起痿，填精壮髓。

【主治】阳痿。症见阳事不举，或临房举而不坚，腰膝酸软，头晕耳鸣，神疲乏力，舌淡苔白，脉沉细等。

【方解】阳痿不举，肾虚为本，以补肾为要。方中仙茅、淫羊藿补肾壮阳，益命火，可兴阳事。治阳痿者，勿忘补阴，《灵枢·邪气脏腑病形》中称为"阴萎"。方用旱莲草、女贞子滋补肾阴，助阴以长阳也；肉苁蓉、锁阳、巴戟天、菟丝子，补肾、填精、益髓、壮腰，精髓盛，腰肾强，则阳事举坚；雄蚕蛾、九香虫，为血肉有情之品，兴阴阳有情之事，又可鼓舞阴阳气血，调节人体内分泌，以加强治疗效果。

【应用】一可用于男性的养生保健，二可治疗阳痿、早泄等病症。

29. 止遗固精散

【组成】黄芪、山茱萸、山药、五味子、金樱子、沙苑子、女贞子、菟丝子、锁阳各100g，远志、知母各60g。

【用法】上药共研细末，装瓶备用，在药物铺灸疗法中应用，亦可口服，每次20g，1日2次。

【功效】益气补肾，填精壮髓，固摄精关。

【主治】遗精、早泄。症见遗精频作，甚则滑精，或临房早泄，腰膝酸困，头晕耳鸣，精神萎靡，或见心烦多梦，夜寐不安等。

【方解】气虚者，则精不能摄，方中黄芪益气摄精；肾虚者，精不能封藏，用山茱萸、山药、五味子、菟丝子、锁阳、沙苑子补肾固精；肾阴虚，则相火妄动，干扰精室，则精液容易遗泄，用女贞子、知母滋阴降火，精不妄动；又以远志交通心肾，神安精藏。

【应用】一可用于男性的养生保健，二可治疗遗精、早泄等病症。

30. 遗尿散

【组成】黄芪、山药、益智仁、金樱子、桑螵蛸、五味子各100g，肉桂、覆盆子各60g，甘草梢30g。

【用法】上药共研细末，装瓶备用，在药物铺灸疗法中应用，亦可口服，每次20g，1日2次。

【功效】补肾健脾，固涩止遗。

【主治】遗尿、尿失禁。症见小儿夜间睡中遗尿，或成人小便不能自控而遗出，兼见腰膝酸困、神疲乏力等。亦可用于慢性前列腺增生而致的夜尿频数。

【方解】遗尿者，因脾肾气虚，肾气不固，膀胱失约而致。方中黄芪、山药，补益脾肾之气，益气摄水；益智仁、金樱子、桑螵蛸、五味子固涩止遗；肉桂、覆盆子温肾阳，促气化，增强膀胱控尿功能；甘草梢善走前阴，可利尿解毒。

【应用】主要用于遗尿、尿频的防治。

31. 前列通散

【组成】柴胡、郁金、延胡索、川楝子、荔枝核、白花蛇舌草、牛膝、黄柏、苍术、路路通、皂角刺各 100g。前列腺增生肥大者，去黄柏，加淫羊藿、制鳖甲。

【用法】上药共研细末，装瓶备用，在药物铺灸疗法中应用，亦可口服，每次 20g，1 日 2 次。

【功效】疏肝解郁，清热利湿，软坚散结，化瘀通络。

【主治】慢性前列腺炎、前列腺增生肥大。症见少腹与会阴坠胀、隐痛，或腰骶部酸痛，尿频、尿痛，淋漓不尽，排尿困难，或有性功能障碍，记忆力减退等。

【方解】慢性前列腺炎多因湿热下注，肝脉瘀滞，迁延不愈而致。方中柴胡、郁金，疏肝解郁；延胡索、川楝子、荔枝核，行气活血，通络止痛，以除坠胀疼痛等症；白花蛇舌草、黄柏、苍术，清热利湿，消炎散结；牛膝补肝肾，壮腰膝，活血化瘀而下行；皂角刺、路路通化瘀通络，穿透前列腺包膜，使药效直达病所，又能疏通前列腺小管，使炎性物质排出，以达治疗效果。对前列腺增生肥大者，加淫羊藿以补肾壮阳，调节内分泌紊乱；加鳖甲以软坚散结，减轻前列腺增生肥大之症。

【应用】主要用于前列腺疾病的防治。

32. 盆腔炎散

【组成】柴胡、郁金、香附、延胡索、川楝子、白花蛇舌草、牛膝、苍术各 100g，泽兰、穿山甲、甘草梢各 60g。气滞血瘀者，加木香、丹参各 100g；寒湿凝滞者，加制附子、小茴香各 100g；湿热蕴结者，加金钱草、黄柏各 100g。

【用法】上药共研细末，装瓶备用，在药物铺灸疗法中应用，亦可口服，每次 20g，1 日 2 次。

【功效】疏肝解郁，活血化瘀，消炎利湿，通络止痛。

【主治】慢性盆腔炎。症见少腹胀痛或坠痛，腰骶酸痛，带下量多，或下腹部包块，月经不调等。

【方解】肝为女子之本，肝之经脉抵少腹，绕阴器。故慢性盆腔炎症，多与肝郁气滞、肝经湿热、寒滞肝脉有关。方中柴胡、郁金疏肝解郁为主；气滞血瘀，则炎症不散，以香附、延胡索、川楝子行气活血，以除少腹及腰骶疼痛；湿热瘀滞乃本病之因，白花蛇舌草、苍术、泽兰，清利湿热，化瘀消炎；炎性日久，则形成慢性粘连及肿块不消，穿山甲、牛膝活血化瘀，引药入下焦，以消除炎性粘连与肿块；甘草梢善走前阴，调和诸药。诸药合用，共奏疏肝解郁、化瘀消炎、通经止痛之功。

【应用】主要用于盆腔炎的防治。

六、常用铺灸材料

药物铺灸疗法的常用材料包括药物、艾绒、生姜。关于药物在本章中已经论述，艾绒在相关章节中也有论述，现重点介绍生姜在铺灸中的应用。

1. 生姜概述

生姜为姜科多年生草本植物姜的根。我国各地均产，于 9 ～ 11 月间采挖，除去须根，洗净，切片入药。捣汁名生姜汁，取皮为生姜皮，煨熟为煨姜。灸疗时用鲜生姜，古时有隔姜灸，是用姜片作隔垫物而施灸的一种灸法，此法应用颇广。在药物铺灸疗法中，以生姜泥与生姜汁为材料。

2. 生姜的性能与功效

生姜性味辛，微温。归肺、脾经。具有发汗解表，温肺止咳，降逆和胃，温经散寒，通络止痛之功。《名医别录》云："主伤寒头痛，鼻塞，咳逆上气，止呕吐。"《本草拾遗》曰："汁解毒药……破血调中，祛冷除痰，开胃。"《本草纲目》曰："生用发散，熟用和中，解食野禽中毒成喉痹，浸汁点赤眼，捣汁和黄明胶熬贴风湿痛甚秒。"《理瀹骈文》指出："头痛有用姜贴太阳烧艾一炷法。"以上文献说明，生姜内服能治疗多种病症，外用贴敷与灸疗亦有很好的疗效。

3. 生姜的成分与药理作用

生姜中含有挥发油，为姜烯、水芹烯、莰烯、姜烯酮、姜辣素、姜酮、龙脑、姜酚、柠檬酸等，以及树脂与淀粉。

据药理研究表明，生姜中的挥发油能促进血液循环，有很好的发散作用；其姜辣素能促进胃液分泌及胃肠蠕动，并有杀菌消炎、抗病毒、化痰止咳、促进新陈代谢、抗过敏、止痛、增强人体机能及保健作用。

4. 生姜在药物铺灸疗法中的应用

在应用药物铺灸疗法时，用鲜生姜捣烂如泥作为铺灸材料。先用姜泥中的生姜汁擦拭施灸部位的皮肤，然后撒敷施灸药物，再用姜泥做成不同规格的姜饼，铺于施灸药物之上，后在姜饼上置放艾炷进行施灸。

生姜取材容易，价格便宜，制成生姜泥可根据施灸部位与穴区大小，随意制作大小不等、长宽不一、薄厚适宜、规格不同的姜饼供铺灸时应用。且制作姜泥时将姜汁收集在容器内，在施灸时擦施灸部位的皮肤，使药物很好地贴敷于皮肤，不易散落。再者，姜汁又是一种很好的透皮剂，使药物渗透入里，增强治疗作用。

生姜作为铺灸材料，较其他灸材（如大蒜）对皮肤的刺激性小，不易发疱，便于病人连续治疗与反复应用。生姜药性稳定，适宜于铺灸时治疗多种病证。

七、铺灸的操作方法

药物铺灸疗法的操作，一般分为以下五步。

第一步：根据不同病证进行辨证，根据辨证结果，确立治法，以法统方，制订出适宜病证的铺灸药方，共研细末，装瓶备用。

第二步：依据辨证，进行配穴而组成穴区，在施灸时选用。

第三步：根据施灸的需要，选择生姜作为隔灸材料，将其捣烂如泥，根据施灸部位的大小，制成不同规格、薄厚适宜的灸饼。

第四步：根据施灸部位的不同，制作规格不同的艾炷，并根据施灸的壮数，备足用量。

第五步：选择正确的体位，先在施灸穴区的皮肤上（头部穴区应剃去毛发）擦生姜或透皮剂，然后均匀撒上铺灸药末一层，以覆盖皮肤为度，再在药末上铺设灸饼，将艾炷置于灸饼之上，并将艾炷点燃，让其自然燃烧，待患者有灼热感或不能忍受时，将艾炷去掉，续一壮灸之（根据病情需要决定所灸壮数），完成所灸壮数后，去掉艾炷与灸饼，用干净湿巾擦净施灸部位即可。如需要留灸者，在灸疗结束后，去掉艾炷（保留药物与灸饼），用胶布或绷带固定，根据医嘱保留半小时至 3 小时后取掉施灸物。

八、铺灸的常用灸法

（一）单穴灸法

本法是取单穴进行灸疗，如头痛灸太阳，面瘫灸迎香，牙痛灸颊车，胸痛灸膻中，胃痛灸中脘，腰痛灸委中，腹痛灸关元，脱肛灸百会，胎位不正灸至阴等。适应于病情比较单一、症状不复杂的病证。

（二）配穴灸法

当某一脏腑与经脉发生病变，或病情与症状不能适应单穴灸疗时，则需要采用配穴灸法，多穴同时灸疗，应掌握常用的配穴方法。如肺病时近取手太阴肺经的中府、云门，远取本经的尺泽、列缺，主要以本经的腧穴相配伍，属本经配穴法；胃痛时取足阳明胃经的足三里，又取足太阴脾经的三阴交等，以阴阳表里经相配伍，属表里经配穴法；胃痛时上取内关，下取足三里，牙痛时上取颊车，下取合谷，配伍内庭，子宫脱垂、脱肛时，上取百会，下取长强，以腰以上与腰以下的腧穴配伍，均属上下配穴法；咳喘时，取肺之背俞穴肺俞，又取肺之募穴中府，胃痛时前取中脘、梁门，后取胃俞、胃仓等，则属俞募配穴法或前后配穴法；如左侧面瘫，取右侧的颊车、地仓、合谷，右侧头痛，取左侧的头维、太阳、合谷等；胃痛时取双侧的胃俞、足三里，以左病取右，右病取左，或左右同取，则属左右配穴法，从而可以加强协同作用。

（三）穴区灸法

穴区由多个腧穴组成。一是根据腧穴的特点与主治作用，以邻近的腧穴相配，以加强腧穴的协同作用。一个施灸穴区，如百会、四神聪、前顶穴相配为百会穴区；中脘、上脘、下脘穴相配为中脘穴区；足三里、上巨虚、下巨虚相配为胃肠穴区等。二是依据穴区的治疗作用，又根据病症的不同和辨证，以穴区相配伍，多个穴区同时施灸。如头痛，取头顶百会穴区配伍外关穴区；胃痛取中脘穴区配胃肠穴区、背俞中穴区；子宫脱垂、脱肛取关元穴区配三阴交穴区、百会穴区等，体现了辨证论治及辨证施灸的特点，加强了腧穴的配伍与协同治疗作用，提高了灸疗的治疗效果。

九、铺灸的留灸与补泻

1. 留灸

留灸是指完成所灸的壮数后，不立即去除铺灸的药物与隔灸物，保留温热感 5 ～ 10 分钟，待没有温感时去除药物与隔灸物。或灸毕后立即去掉艾炷与灰烬，保留药物与隔灸物，用胶布或绷带固定，留灸的时间可为 30 分钟至 3 小时不等。一般头面部与实热证不留灸，慢性病与虚寒证留灸，留灸的时间可根据病情与体质酌情而定。留灸结束后，去除隔灸物，用干净湿巾擦净施灸部位即可。

2. 补泻

补泻是指导针灸治疗的基本原则，在铺灸疗法中应用补虚泻实时，应在辨证论治的指导下，对于邪气偏盛的用泻法，对于正气虚的用补法。在具体应用时，从以下几个方面体现：

（1）艾灸的补泻

灸有补泻。《灵枢·背俞》云："以火补者，毋吹其火，须自灭也；以火泻者，疾吹其火，传其艾，须其火灭也。"《针灸大成》补充云："以火补者，毋吹其火，待自灭，即按其穴；以火泻者，速吹其火，开其穴也。"其意指补法时将艾点燃，不吹其火，待其徐徐燃尽自灭，这样火力微缓而温和，且时间较长，壮数较多，灸毕用手按一会儿施灸腧穴，使真气聚而不散。泻法时点燃艾炷，用口速吹其火，促其快燃，当病人有烧烫感时，迅速更换艾炷，这样时间短，壮数较少，灸毕不按其穴，开其穴使邪气外散。元代朱震亨在《丹溪心法·拾遗杂论》又云："灸法有补火泻火，若补火，艾炳至肉；若泻火，火不要至肉，便扫除之。"

在应用铺灸疗法时，虚证不吹其火，待其慢慢燃烧，艾灸的壮数较多，灸疗的时间较长，灸毕以手按穴，或固定留灸。实证疾吹其火，使其快燃，速换艾炷，艾炷的壮数较少，灸疗时间短，灸毕不按其穴，扫除艾炷而不留灸。

（2）药物的补泻

"虚则补之，实则泻之"，是中医针灸治病的法则之一。在药物铺灸疗法中，根据辨证立法，组成铺灸药方而用于灸疗，是本法的特色之一。而在制方时，虚证选有补益作用的中药，实证选有泻下作用的中药，从而发挥补虚泻实的作用。如气虚者，用人参、党参、黄芪等以补气；血虚者，用当归、白芍、丹参以补血；阴虚者，用生地黄、沙参、麦冬、旱莲草等以补阴；阳虚者，用附子、肉桂、淫羊藿等以补阳。又如火盛者，用黄芩、黄连、栀子等以泻火；腑实者，用大黄、芒硝等以泻实；水盛者，用泽泻、猪苓、甘遂等以利水；痰盛者，以半夏、南星、礞石等以泻痰。凡此种种，不必一一举例，在铺灸药方中均能体现，对提高灸疗效果均发挥重要作用。

（3）经络腧穴的补泻

根据经络辨证、脏腑辨证、八纲辨证、六经辨证、气血津液辨证等，按照灸法的基本规律，选择不同的经络腧穴，以起到补虚泻实之目的。经络与腧穴的性能与主治有一定的补泻倾向性，如气虚者，取膻中、气海、关元、足三里以补气，与四君子汤类似；取膈俞、血海、脾俞、胃俞以补血，与四物汤类同；取心俞、脾俞、肝俞、胃俞、肾俞等，有补益脏腑之气之功；取命门、神阙、关元等，有温补肾阳之效。又如合谷、大椎、曲池、井穴有泻热作用；风市、风池、风府等有祛风胜湿等作用。在施灸时均可针对性选用，并可根据腧穴的开阖时间施补泻之术。

十、药物铺灸疗法的创新与优势

药物铺灸疗法在继承传统灸法的基础上，本着继承而不泥古，创新而不离宗的原则，对灸料、取穴与配穴、灸法、灸药与灸方、辨证施灸、临床应用进行了系统的研究总结，又经过反复的临床实践，进行不断的改进和创新，在治疗疾病与养生保健中有着明显的优势。

在灸料上仍以艾叶作为施灸产生热源的主要材料，但使用无杂质、易燃烧、火力大、热力强的精制艾绒。因施灸的部位以穴区为主，故艾炷较一般灸法的艾炷大，艾灸的壮数较多，燃烧的时间较长，使艾叶的治疗作用得到充分的发挥。

　　一般的灸法是对准孔穴进行，作用在一"点"上，而药物铺灸疗法以腧穴为中心进行铺灸，作用在一"片"上，且铺灸大多以穴区为主，既有"点"孔穴的功效，又有"片"穴区的作用，可以说是"以点带面"。因其灸疗的面积大、覆盖广，对局部和整体均有很好的治疗作用。如疼痛一证，可能在一个点上，而大多数在一个片上。例如偏头痛、面瘫、三叉神经痛、颈痛、腰痛、膝关节痛等，应用铺灸疗法更有优势。

　　药物铺灸疗法的又一特点是：灸疗时在施灸部位铺撒中药粉末，铺灸药方是根据辨证和病情而制订的，为临床用之有效的验方。在具体应用时还要根据辨证加减，则更能适合每个证型的病机。如胃炎散，肝郁气滞型加柴胡、香附；脾胃虚寒型加生蒲黄、五灵脂。通过灸疗和药物经皮肤吸收渗透而达到功效，扩大了治疗范围，增强了治疗作用。

　　药物铺灸疗法首创"留灸"之说，针有针法，灸有灸法，针有留针，灸应留灸。就是在施灸后去除艾炷与艾灰，保留隔灸物与药物一定的时间，施灸后是否留灸要根据病情而定。一般病程短或病情轻者不留灸或留灸时间短，若病程长或病情重者则留灸或留灸时间长。病情久甚者，则需要以胶布固留 1 ～ 3 小时。留灸可使灸疗作用更持久。

　　辨证论治是灸疗的基础。辨证论治是中医理论体系和治疗方法的最大特点，本法也是在辨证的基础上而施灸的。就是通过望、闻、问、切和现代医学的各种检查，将四诊获得的资料进行综合分析，认清各个脏腑组织器官与各种疾病的见证，然后进行辨别，依据不同的体征，在整体的基础上具体分析，再找出与局部之间的联系。应用不同的辨证方法，如八纲辨证、脏腑辨证、气血津液辨证、六经辨证等作为灸法临床应用的基础。

　　辨证施灸可提高灸疗的效果。只有通过辨证，才能因证施灸。如阴病可在阳部与阳经取穴，灸阳经为主；病在阳经，可在阴部与阴经取穴，灸阴经为主。亦可因病证的属性不同，阳病在阳经取穴，阴病在阴经取穴，根据"正反逆从""阴阳相引"的原则，以确定取穴与灸法。如病在表者，应先治其外，取合谷、大椎、列缺、外关，以发散为主；病在里者，应直取其内，先治其内，后治其外。如热证取具有泻热作用的腧穴，如合谷、曲池、大椎、井穴等施以泻法；如寒证取具有偏温阳散寒作用的腧穴，如关元、命门等施以补法。

以脏腑学说为依据，针对脏腑病证的不同而选穴施灸。如咳嗽、气喘、两颧潮红、五心烦热、口干、脉细等，则属肺阴不足，取肺俞、阴郄、太渊以滋阴补肺。如兼有腰酸无力，则属肺肾阴虚，同时取肾俞等，以壮水制火，并施以相应的灸法。如胁肋胀痛、胃胀、嗳气、脉弦等，则属肝气犯胃，取肝经和胃经的腧穴以灸之，以疏肝和胃。特别是在俞穴和募穴的应用上更具特点，诸如此类，不胜数举。

中医辨证的方法还有多种，如气血津液辨证：气虚者，选关元、气海、膻中、足三里灸之，有四君子汤之效；血虚者，选膈俞、血海、脾俞、心俞而灸之，有四物汤之功。又如六经辨证、三焦辨证，在灸法的效应中均有重要的临床意义。因此，灸法不能脱离辨证施治的原则，只有辨证施灸，才能提高灸疗效果。

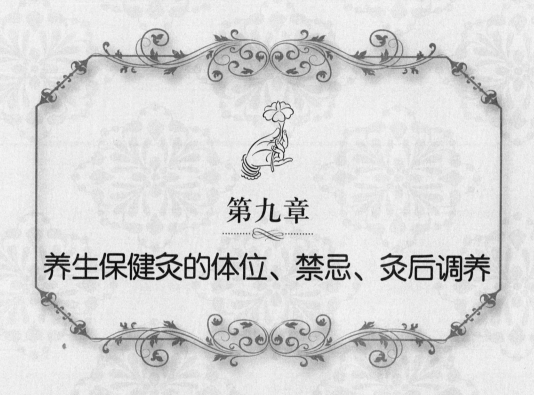

第九章

养生保健灸的体位、禁忌、灸后调养

第一节　体位的选择

灸疗时体位的选择，应以医者便于正确取穴与施灸操作，患者感到舒适自然，并能持久为原则。故体位一定要自然，肌肉放松，充分暴露施灸部位，艾炷置放平稳，才能持久完成施灸的全过程。如患者体位勉强，精神紧张，不但取穴不准，病人亦不能坚持施灸而移动体位，则会造成艾炷倾滑而烫伤皮肤，或造成类似晕针症状的晕厥等，从而影响治疗与疗效。

关于施灸的体位，《备急千金要方·针灸上》曰："凡点灸法，皆须平直，四肢无使倾侧，灸时孔穴不正，无益于事，徒破好肉耳，若坐点则坐灸之，卧点则卧灸之，立点则立灸之，反之亦不得其穴矣。"灸疗的体位要根据施灸部位而定，现介绍常用的几种体位。

1. 仰卧位

适应于头、面、胸、腹和部分四肢的腧穴与穴区。如额前穴区、面部穴区、膻中穴区、中脘穴区、关元穴区、腹股穴区、曲池穴区、膝前穴区、胆囊穴区、胃肠穴区、绝骨穴区、足背穴区等。

2. 侧卧位

适应于侧头、侧胸、侧腹、四肢外侧的腧穴与穴区。如颞部穴区、耳前穴区、面颊穴区、带脉穴区、肩臂穴区、环跳穴区、风市穴区、膝外穴区、外踝穴区等。

3. 俯卧位

适应于头、项、肩、背、腰、骶、下肢后侧部位的腧穴与穴区。如枕中穴区、枕下穴区、胸脊穴区、腰脊穴区、骶脊穴区、背俞穴区、膝后穴区、小腿后穴区、足底穴区等。

4. 俯伏坐位

适应于头顶、颈、肩部的腧穴与穴区。如头顶穴区、颈部穴区、肩上穴区等。

5. 仰掌位

适应于上肢屈侧（掌侧）的腧穴与穴区。如内关穴区、神门穴区、二泽穴区等。

6. 屈肘位

适应于上肢伸侧（背侧）的腧穴与穴区。如曲池穴区、腕背穴区、手指穴区、外关穴区等。

7. 屈膝位

适应于下肢内、外侧和膝关节处的腧穴与穴区。如膝外穴区、膝内穴区等。

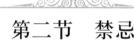

第二节　禁忌

1. 在过饥、过饱、过劳、醉酒、大惊、大恐、大怒、大汗、大渴时不宜施灸。

2. 心脏搏动处、大血管处、乳头、睾丸、会阴部、妇女妊娠期下腹部与腰骶部、妇女月经期，不可施灸。

3. 高热、抽风、神昏期、晚期高血压、有出血倾向、活动性肺结核、极度衰竭、部分恶性肿瘤等，不宜施灸。

4. 颜面部施灸时，不宜擦蒜、姜、葱汁等，不宜使用刺激性的药物，隔灸物要厚，壮数少，灸疗时间短，有温热感即可。一定要加强防护，以防烫伤而形成瘢痕，有损面容。

5. 关节活动处不宜用化脓灸、瘢痕灸，以免影响关节活动。

6. 施灸前做到耐心解释，消除病人的恐惧心理，以取得病人的配合，若需化脓灸、瘢痕灸时，需征得病人的同意。

7. 施灸时要根据病人的病情与体质，选用适合的灸法，做到专心致志，手眼并用，勤问病人的感觉。对有痛觉、温觉障碍者，或感觉迟钝者，医者需细心观察，严格掌握施灸的壮数与时间。

8. 对初次施灸者，或体弱的病人，艾炷应先小后大，壮数先少后多，逐渐加量，以防发生晕灸。若发生晕灸现象，要立即停止施灸，并采取相应的治疗措施。

9. 在施灸过程中，对施灸部位周围铺设防护物品，以防艾炷脱落而烧伤皮肤及被褥、衣物。灸疗完毕后，将艾炷彻底熄灭，以防发生火灾。

10. 施灸室应保持空气流通，为避免艾烟过浓，可安装排烟设备。施灸时室内温度要适宜，防止病人受风受凉。

第三节　灸后调养

1. 灸后注意调养，保持乐观情绪，放松与静心，忌七情过度，慎起居，避风寒，戒房事，勿过劳，不宜食生冷辛辣厚味，宜食富有营养的清淡食物。

2. 灸后一般无不适症状，但少数病人有低热、疲倦、口干等不适，会逐渐自行消失，不需处理。如出现口渴、便秘、尿黄等症者，为灸疗伤阴之象，可自配梨汁、藕汁服之，亦可用生地黄、麦冬、玄参、沙参、肉苁蓉等煎汤内服，以滋阴清热，其症自除。

3. 灸后局部皮肤多有潮红灼热感，有的会出现温热感循着经脉向远处传导，有时传感扩散到整个上肢或下肢，乃至全身，是灸疗得气现象。灸后局部皮肤潮红，经数小时即可消失，不需做任何处理。如灸疗后皮肤起水疱，用消毒针穿刺，放出水液。轻者用龙胆紫外擦，数日可愈；重者用三黄膏（黄连、黄柏、大黄）外敷，以防感染。

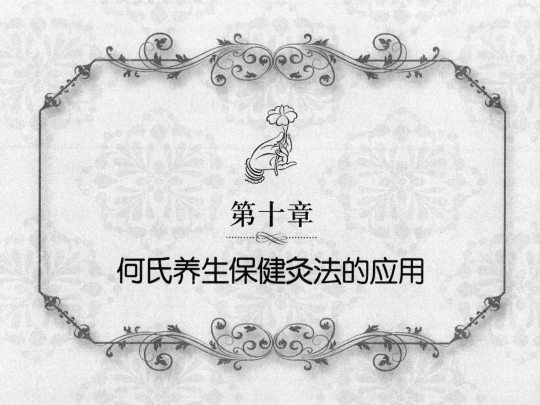

第十章

何氏养生保健灸法的应用

第一节　调节阴阳

阴阳的养生保健灸法，应以"春夏养阳，秋冬养阴"为原则，调理阴阳平衡为要点，纠正阴阳失调为法。

一、"春夏养阳，秋冬养阴"是灸法调理阴阳的原则

"春夏养阳，秋冬养阴"，这是调理阴阳的原则，《黄帝内经》说："四时阴阳者，万物之根本也，所以圣人春夏养阳，秋冬养阴，以从其根。"春夏养阳气，就是要顺应阳气升发的特点，秋冬养阴气，就是要顺应阴气收敛的特点，灸法的养生保健也应如此。

1. 春季养阳的养生保健灸法

【取穴与操作】取肝俞、胆俞、期门、阳陵泉、太冲穴。在春季对以上腧穴进行温和灸，每穴 1 分钟左右，隔日 1 次或每周 1 次，或对肝经、胆经施循经灸法。

【按语】春季与肝胆相应，灸肝俞、胆俞、期门穴，以助应肝胆阳气的升发；阳陵泉、太冲穴，可助阳气的升发，又可平肝，以防肝气升发太过而伤阴；艾叶本身就有升发之特点，以助春季阳气的升发。但需要注意的是，灸疗时间不宜过长，以防过度升发而伤阴。

【相关链接】春季阳气开始上升，大地开始变暖，但气候多变，乍暖乍寒，早、晚温差大，常有寒潮侵袭。所以，古今养生者，提倡"捂秋冻"，

就是早春季节不要过早把棉衣脱掉，以免发生感冒；要顺应春天的升发之气，适当食用一些具有生发作用的韭菜、大蒜、洋葱、香菜、芥菜、生姜、大葱等。但春暖易生肝火伤津，食用温热之品时不能过量，以免助热伤津。春季容易疲乏无力，俗称"春乏"，人们要晚卧早起，多做户外运动，在森林中散步，沐浴在春天的阳光里，或做肢体推拉运动，使身体的阳气得到舒张，或昂首挺胸，仰望天空，仰天长啸，以升发阳气。

2. 夏季养阳的养生保健灸法

【**取穴与操作**】取心俞、厥阴俞、膻中、关元、内关、神门穴。在夏季对以上腧穴进行温和灸，每穴1分钟，隔日1次或每周1次，或对心经、心包经施循经灸法。

【**按语**】夏季与心相应，灸心俞、厥阴俞，以助心阳之气；膻中、关元，以温阳益气；内关、神门，养心安神，以防夏阳炎热，心火扰神。但是，灸疗时间不宜过长，以防"上火"伤阴。

【**相关链接**】夏季阳气更加旺盛，万物繁荣美丽，气温逐渐升高，起居方面要晚卧早起，"无厌于日"，不要怕阳光，不要待在有空调的房间里，反而更伤阳气。穿着方面要穿一些纯棉透气的衣服，使其阳气透发，以防出汗过多而伤津。饮食方面要多饮水，多食粥，以补充水分；多吃水果和青菜，以补充维生素，可阴生阳长；夏季暑气盛，易"上火"，可食用绿豆、荷叶、莲子粥，喝一些祛湿泻火的菊花茶，吃一些苦味的蔬菜，但不能太寒凉，以免伤脾胃阳气。情志方面要静心，不要心情浮躁，乱发脾气，做到"心静自然凉"，使阳气宣泄畅达。

3. 秋季养阴的养生保健灸法

【**取穴与操作**】取肺俞、大肠俞、孔最、列缺、阴郄、太渊、三阴交穴。在秋季对以上腧穴进行温和灸，每穴2～5分钟，隔日1次或每周1次，或对肺经、大肠经施循经灸法。

【**按语**】秋季与肺相应，灸肺俞、大肠俞以补肺阴，防肠燥；阴郄、三阴交，以滋阴润燥；孔最、列缺、太渊分别为肺经之郄穴、络穴、原穴，可滋阴润肺，防治阴虚肺燥而致的鼻燥衄血、咽喉干燥、干咳少痰。

【**相关链接**】秋季万物成熟，硕果累累，到了收敛的时候，天气转凉，正所谓"秋风瑟瑟天气凉，草木摇落露为霜"。秋风扫落叶，此风对人体亦有伤害，应顺应自然，把阳气收回来，把阴气养好。

第一，起居要早卧早起，因为此时阴气开始长，阳气开始衰，早睡以顺应阳气的收敛、阴精的收藏；早起适当进行活动，活跃阳气，还可增加耐寒能力，又可使肺气舒张，以防收敛太过。

第二，要正确理解"春捂秋冻"的含义，"秋冻"指厚衣服要穿晚一些，多受寒冷的考验，从而增加机体的耐寒能力。但"秋冻"要适当，还要因人而异，青年人阳气盛，耐寒能力强，可以冻一冻，而老年人或体弱多病者，阳气衰弱，不耐寒冷，这些人群不宜"秋冻"，应采取保暖措施，否则会冻病。同时还要注意某些部位不宜受冻，注意保暖，如颈部、背部、腹部、腰部。

第三，要预防秋燥。秋天，人们常会出现皮肤、口、鼻、咽部干燥，以及大便干结等秋燥现象，所以要多饮水，或饮盐开水。补充水分，多吃梨，可润肺生津；香蕉、蜂蜜可润肠通便。此外，还可用梨、百合、甘蔗、杏仁等同大米煮粥喝，具有养阴润燥、补益脾胃之效。

第四，要注意防阴暑，补脾胃。虽然进入秋季，但暑气余温仍烈，民间俗称"秋老虎"，往往与湿邪并存，最易困脾。常见肢体关节沉重、腹胀泄泻、咳嗽痰多等症，可食用一些祛暑湿的食物，如香薷、白扁豆等；另可食用一些具有健脾和胃的食物或药物，如山药、茯苓、薏米、芡实、厚朴等；要忌食生冷之品，以免伤脾胃阳气；还可以按摩或针灸足三里、三阴交、丰隆、脾俞等穴位，以健脾和胃。

4.冬季养阴的养生保健灸法

【取穴与操作】取肾俞、阴郄、三阴交、复溜、太溪、涌泉穴。在冬季对以上腧穴进行温和灸，每穴2～5分钟，隔日1次或每周1次，或对肾经施以循经灸。

【按语】冬季与肾相应，灸肾俞、阴郄、三阴交穴，以滋肾精与肾阴；复溜为肾经之经穴，太溪为肾经之原穴，涌泉为肾经之井穴，可补肾养阴，防治肾精亏损、肾阴不足而致的病症。

【相关链接】冬天是一年之中收藏的季节，此时自然界日照时间短，天寒地冻，草木凋谢，万物都处于休眠、养精蓄锐的状态。人体新陈代谢相对缓慢，阴精阳气处于收藏之中，人也要随着阳气的闭藏而闭藏，不要扰乱阳气。第一，起居应该早卧晚起，早一点睡觉，晚一点起床，等到太阳出来了再起床，以休养生息，避寒就暖，保养阳气。第二，冬季天气寒冷，要注意保暖。晨练不要过早，最好是在天气晴好、阳光普照时进行，运动量要由小到大。不要过于激烈，以免出汗过多而伤津损阳。第三，冬季进补益于阳气，俗话说："今年冬季进补，明年三春打虎。"是说冬季进补是为了温补阳气，为来年养精蓄锐，增强活力。但冬季进补要讲原则，更不能胡乱进补，如有的人入了冬，过多服用人参后出现烦躁、失眠、口干舌燥，甚则流鼻血等，出现"滥用人参综合征"，结果适得其反。

二、阴阳的养生保健以平衡为要

人体的阴阳始终处在一个相互对立、相互依存、相互消长、相互转化的动态平衡之中，如果这种平衡被破坏，就会危及人体健康，或产生疾病，故通过养生保健恢复阴阳的相对平衡为第一要点。

【取穴与操作】取肺俞、肾俞、心俞、肝俞、脾俞、关元、命门、阴郄、三阴交、太溪穴。对以上腧穴进行温和灸，隔姜灸，每穴 2～5 分钟，隔日 1 次或每周 1 次。

【按语】灸肺俞、心俞、肝俞、脾俞、肾俞，以调理脏腑的阴阳失衡；关元、命门可温补阳气；阴郄、三阴交、太溪，有滋养阴精的作用。经常对以上腧穴进行灸疗，有维护阴阳平衡的功效，并可防治阴阳失衡而致的各种疾病。

【相关链接】保持阴阳平衡，或使阴阳恢复平衡，要从以下几个方面做起：

1. 不要随意改变或破坏阴阳的平衡

如白天属于阳，阳气盛，精力足，就可以工作；夜晚属于阴，阴气盛，人容易疲乏，需要休息；如过度工作，休息不足，就会阴阳失调。再如，四季气候的变化，春夏寒气渐退，温热日增，则阴消阳长；秋冬热气渐消，寒气日增，则阳消阴长。所以，我们要随时调节衣物和作息时间及饮食，以顺应季节，适应阴阳的变化。

2. 要维护阴阳的平衡

阴阳相互消长是阴阳运动的基本形式之一，在正常情况下，这种消长处在一个相对的生理限度之内，所以要根据消长的变化情况来维护其平衡。如人体活动时消耗阴液，要及时补充营养，特别是津液，可多食用一些水果、果汁等。阳气消耗过度时，要注意休息，多食一些益阳温阳的食物等。

3. 要调整阴阳的平衡

由于阴阳的偏盛或偏衰是疾病产生和发展的根本原因，故调整阴阳，补偏救弊，使失调的阴阳恢复相对平衡，是养生保健和防治疾病的重要法则。所以，《黄帝内经》说："谨察阴阳所在而调之，以平为期。"

由于阴阳失调的本质不同，疾病不一，其治则亦有多种，如"阴病治阳，阳病治阴"，"寒者热之，热者寒之"，"实则泻之，虚则补之"。如"热者寒之"，以寒凉药治其热，辅以寒凉食品；阴寒者，以温热药祛寒，辅以温热食品；阴虚不能制阳而阳亢者，治以滋阴潜阳；阳虚不能制阴而阴寒者，治以温阳化阴。其调治时，以泻其有余、补其不足为原则，亦可配合饮食、药物、腧穴的阴阳属性不同，综合调理。

三、阴虚、阳虚的养生保健灸法

人体的阴阳始终处在一个相对平衡的状态，故阴阳平衡，则身体健康；如果阴阳失去平衡，人体就会发生疾病。故调节阴阳，是养生保健与防治疾病的重要方法。阴虚与阳虚是常见的两种证候，因此，在阴阳的养生保健时，一定要分清阴虚与阳虚，才能因证施灸。

阴虚的表现：形体消瘦，面部潮红，有燥热感，口干咽燥，手足心潮热，大便干燥或便秘，小便少而黄，舌质红，少苔或花剥无苔，脉象细数等。肺阴虚者，则干咳少痰、潮热盗汗等；心阴虚者，则心烦心悸、失眠多梦等；肝阴虚者，则胁肋作痛、头晕眼花、月经不调等；胃阴虚者，则胃部隐痛、烦渴多饮等；肾阴虚者，则腰背酸痛无力、耳鸣耳聋、男子遗精、女子经少等。

阳虚的表现：怕冷恶寒，四肢不温，面色苍白，精神疲惫，容易困倦，口淡不渴，大便稀溏，小便清长，舌头胖大，舌质淡，苔白或水滑，脉弦沉迟等。肺阳虚者，则易患外感、身恶寒、咳嗽、痰清稀；心阳虚者，则心前区闷痛、遇寒加重、心悸、自汗等；脾胃阳虚者，则胃脘冷痛、腹痛腹泻、食少乏力、四肢倦怠等；肾阳虚者，则腰部冷痛，腰以下发凉，阳痿早泄，或见下肢浮肿，五更泄泻，小便不利或失禁等；冲任阳虚者，则少腹冰凉，月经推迟或闭经，或宫冷不孕等。

1. 阴虚的防治灸法

【取穴与操作】取尺泽、阴郄、少泽、三阴交、太溪穴。肺阴虚者，配肺俞、中府；心阴虚者，配心俞、内关、阴郄；脾胃阴虚者，配脾俞、中脘；肝阴不足者，配肝俞、期门；肾阴虚者，配肾俞、太溪；手足心烦热者，配曲池、委中。对以上腧穴进行温和灸，每穴 2～5 分钟，每日 1 次。

【按语】尺泽、阴郄、少泽、三阴交、太溪有养阴补阴之功，配各脏腑的俞穴，更能针对不同的阴虚之证治疗。经常灸之，一可防治阴虚的发生，二可防治阴虚诸症。亦可结合有补阴作用的中药、食疗、针灸、推拿等法，进行综合调理。

2. 阳虚的防治灸法

【取穴与操作】取关元、气海、命门、合谷穴。肺阳虚者，配肺俞、太渊；心阳虚者，配心俞、厥阴俞、内关；肝阳虚者，配肝俞、阳陵泉；脾胃阳虚者，配脾俞、胃俞、中脘、足三里；肾阳虚者，配肾俞、腰阳关、关元；手足逆冷者，配阳池、解溪。对以上腧穴进行温和灸，每穴 5～10 分钟，每日 1 次；或隔姜灸，每穴 2～3 壮，每日 1 次。

【按语】关元、气海、命门、委阳穴有温补阳气的作用，配合脏腑的俞穴与经穴，更能针对不同的阳虚之证治疗。艾灸与生姜有温阳散寒的作用，适用于阳虚病症。亦可结合有补益阳气的中药、食疗、针刺、推拿等进行综合调理。

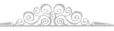

第二节 脏腑保健

一、心的养生保健灸法

中医学认为，心主血脉，为人体脏腑与各组织器官供给血液，并保持血循环的正常运行，从而维持人体正常的生理功能，使形体不衰；心主神明，指人的精神、意识、思维活动等与心相关，神又为人体生命活动的外在表现，人体形象、面色、眼神、语言、应答、肢体活动等，都由神所主宰，故中医有"得神者昌，失神者亡"之说；心又主汗液，开窍于舌，其华在面，维持各系统生理功能的协调与统一。因此，心在养生保健中有重要意义。

心的养生保健灸法，充分发挥了经络腧穴、药物、灸疗的多种作用。一是在人无病时施灸可养心益心，对心起保养作用，可预防心系疾病的发生；二是在有心系疾病先兆时，或有心系病症时尽早施灸，有防治作用；三是心病治愈后继续施灸，有预防心病复发的作用，以达防病治病、健身强体之目的。

（一）药物铺灸疗法

1. 心俞穴区灸法

【组成】由厥阴俞、心俞、督俞穴组成。

【方解】厥阴俞、心俞分别为心与心包之背俞穴，有补心养心、安神通络之功，合督俞宽胸理气、通络止痛。诸穴合用，对心的养生保健起重要作用。

【方法】俯卧位，将养生保健散铺撒于心俞穴区的皮肤上，后将姜饼置于药末之上，再将艾炷置于姜饼之上进行施灸，连续灸 3～5 壮，1 日 1 次，7 次为 1 个疗程。

2. 配穴灸法

【处方】取心俞、厥阴俞、内关、神门穴。

【方解】心俞为心之背俞穴，厥阴俞为心包之背俞穴，有补心强心作用，为防治心系疾病的主穴；内关为手厥阴心包经之络穴，八脉交会穴，通阴维脉，具有行气活血的作用，为防治心胸疾病之要穴；神门为手少阴心经之原穴、输穴，具有养心安神的作用。

【方法】先取仰卧位，灸内关、神门；再取俯卧位，灸心俞、厥阴俞。方法同铺灸疗法中的配穴灸法。

（二）其他灸法

对心俞、厥阴俞、内关、神门等穴进行直接灸法、艾条灸法、隔物灸法、温针灸法，方法见养生保健的常用灸法中的有关章节。

二、肺的养生保健灸法

中医学认为，肺主气、司呼吸，一是肺将吸入自然界的清气与脾胃吸收的水谷精气相结合，而生成真气，以充养全身，故"肺主一身之气"。二是肺为气体交换的场所，将自然界的清气（氧气）吸入，并将体内的浊气（二氧化碳）呼出，维持了人体的呼吸功能。肺主宣发肃降，将真气、津液、水谷精微等，通过宣发而布散于全身，外达肌肤，对人体起滋养作用；将水液通过肃降而下降水道，排出体外，起调节水液代谢作用。肺还有朝百脉、主治节、开窍于鼻、主皮毛等功能，维持了人体生理功能的协调与统一。因此，肺在养生保健方面有着重要意义。

肺的养生保健灸法，充分发挥了经络腧穴、药物、灸疗的多种作用。一是在人无病时施灸可益气宣肺，对肺起保养作用，可预防肺系疾病的发生；二是在肺系疾病有先兆时，或有肺系症状时尽早施灸，有防治作用；三是肺病治愈后继续施灸，有预防肺病复发的作用，以达防病治病、健身强体之目的。

（一）药物铺灸疗法

1. 肺俞穴区灸法

【处方】由大杼、风门、肺俞穴组成。

【方解】大杼为骨会，可强筋骨，通经络，合风门疏散风邪，宣肺解表；肺俞为肺之背俞穴，有补益肺气、宣肺止咳、固护肌表之功。诸穴合用，对肺的养生保健起重要作用。

【方法】与心俞穴区的施灸方法相同。

2. 配穴灸法

【处方】取肺俞、中府、尺泽、列缺穴。

【方解】肺俞为肺之背俞穴，具有补肺益气的作用，为防治肺系疾病的主穴；中府为肺之募穴，为宣降肺气、止咳化痰、平喘之要穴；尺泽为肺之合穴，具有清肺热、滋肺阴的作用，可防治与肺相关的鼻与咽喉病症；列缺为肺经之络穴，八脉交会穴，通于任脉，有益肺、抗衰老的作用。诸穴合用，可补肺益肺，防治肺系疾病，对肺的养生保健起重要作用。

【方法】先取仰卧位，灸中府、尺泽、列缺；再取俯卧位，灸肺俞。施灸药方与灸法同心的配穴灸法。

（二）其他灸法

对肺俞、中府、尺泽、列缺等穴进行直接灸法、艾条灸法、隔物灸法、温针灸法等，方法见养生保健的常用灸法中的有关章节。

三、肝的养生保健灸法

中医学认为，肝主疏泄，一是指肝有调畅气机的功能，对人体的气机有着重要作用，如肝失疏泄，则气机不畅，常先损伤肝脏，并引发肝的病症；二有调畅情志的功能，对人体情志活动有着重要的调节作用，如肝失疏泄，肝气郁结，轻者损伤肝功能，重者引起肝脏疾病，并对其他脏腑产生不利影响，引起人体的功能失调。肝主藏血是指肝有贮藏血液与调节血量的功能，故有"人动则血运于诸经，人静则血归于肝"之说。如肝血不

足，则出现眼失所养而弱视，筋失所养而步衰，四肢失养而出现行动迟缓
与屈伸不利等衰老现象，亦可影响女性生理，出现月经不调、量少、闭经
等。肝又开窍于目，主筋，其华在爪甲，维持了肝系统与各组织器官的协
调与统一，在养生保健方面有着重要意义。

肝的养生保健灸法，充分发挥了经络腧穴、药物、灸疗的多种作用。
一是在人无病时施灸，可补肝益肝，对肝起保养作用，可预防肝系疾病的
发生；二是在肝脏疾病有先兆时，或有肝病症状时尽早施灸，有防治作用；
三是肝病治愈后继续施灸，有预防肝病复发的作用，以达防病治病、健身
强体之目的。

（一）药物铺灸疗法

1. 肝俞穴区灸法

【组成】由肝俞、膈俞、胆俞穴组成。

【方解】肝俞为肝之背俞穴，具有补肝益肝的作用，为防治肝系疾病的
主穴；胆俞为胆之背俞穴，具有益胆利胆的作用，肝胆相照，与肝俞相配，
疏肝利胆，有相得益彰之功效；膈俞为八会穴的血会，与肝俞相配伍，补
益肝血，调节人体血液循环。诸穴合用，在肝的养生保健中有重要作用。

【方法】与心俞穴区的施灸方法相同。

2. 配穴灸法

【处方】取肝俞、期门、太冲穴。

【方解】肝俞为肝之背俞穴，具有补肝益肝的作用，为防治肝系疾病的
主穴；期门为肝之募穴，具有疏肝理气之功，为防治肝病的要穴；太冲为
肝之原穴、输穴，可疏肝行气，平肝潜阳，为人体的"消气穴"，又可排除
肝之病邪，以减轻对肝的损伤。诸穴合用，在肝的养生保健中有重要作用。

【方法】先取仰卧位，灸期门、太冲穴；再取俯卧位，灸肝俞。施灸药
方与灸法同心的配穴灸法。

（二）其他灸法

对肝俞、期门、太冲等穴进行直接灸法、艾条灸法、隔物灸法、温针

灸法等，方法见养生保健的常用灸法中的有关章节。

四、脾的养生保健灸法

中医学认为，脾主运化，一是把胃消化吸收的水谷精微运输至全身以营养五脏六腑、四肢百骸、皮毛筋肉等各个组织器官，若脾失健运，则会营养不良而衰老；二是将水液运输至全身，使各组织器官得到水的濡养，又将代谢后的无用之水，运输到肾与膀胱而排出体外。若脾失运化，则机体失润，或水湿停留而导致水肿等。脾生血，主统血，是指将水谷精微化生为血，又可统摄血液在脉管内运行而不溢于脉外。若脾虚，则血的化生不足，而不能滋养机体，出现衰老现象。若脾气虚，不能统血，则会出现出血性疾病。脾还有主四肢肌肉、开窍于口等功能，从而维持机体功能的协调与统一。基于以上因素，脾在养生保健中发挥着重要意义。

脾的养生保健灸法，在脾胃未病时施灸，可补益脾胃，以预防脾胃疾病的发生，有"治未病"之意；在脾胃有发病先兆或脾胃有病时，应尽早施灸，可防治脾胃系统的疾病；在脾胃疾病治愈后，继续施灸，可预防疾病复发，起进一步调养的作用。

（一）药物铺灸疗法

1. 脾俞穴区灸法

【处方】由脾俞、胃俞、三焦俞穴组成。

【方解】脾俞为脾之背俞穴，具有补脾健脾的作用，为防治脾系疾病之主穴；胃俞为胃之背俞穴，与脾相表里，共为后天之本，脾胃强健，则气血生化有源，人体得以滋养，生命生生不息而健康长寿；三焦俞为三焦之背俞穴，为水谷与水液代谢之通道，三焦通畅，保证了脾胃的升降，则脾胃的消化吸收功能与水液代谢正常。若三焦不利，亦可影响脾胃的生理功能。施灸本穴区在养生保健灸法中有重要意义。

【方法】与心俞穴区的施灸方法相同。

2. 配穴灸法

【处方】取脾俞、关元、三阴交穴。

【方解】脾俞为脾之背俞穴，具有补脾健脾之功，为补脾健脾与防治脾系疾病之主穴；关元为脾之募穴，有补益元气之功，与脾俞相配，可增强补益脾气之功，先、后天同补，具有抗衰老作用；三阴交为肝、脾、肾交会穴，可健脾利湿，对脾虚湿盛者尤为特长，又可肝脾肾同调，相得益彰。

【方法】先取仰卧位，灸关元；后取侧卧位，灸三阴交；再取俯卧位，灸脾俞。施灸药方与灸法同心的配穴灸法。

（二）其他灸法

对脾俞、关元、三阴交穴进行直接灸法、艾条灸法、隔物灸法、温针灸法等，方法见养生保健常用灸法中的有关章节。

五、肾的养身保健灸法

中医学认为，肾藏精，主人体的生长、发育与生殖，精是人体生命之根源，故为"先天之本"。精为人体的生育、繁殖、滋养、生化的物质基础。先天之精，禀受于父母，又不断得到后天之精的不断补充，从而维持人体的正常生命活动，故精关乎人的生、长、壮、老、已；肾主水，是指肾在水液代谢中起主导作用，对人体内水液的输布、排泄以及维持水液代谢的平衡，起着极为重要的调节作用；肾主纳气，人体的呼吸运动，虽主要为肺所主，但必须依赖于肾的纳气作用，才能使呼吸保持一定的深度，保证内外气体的正常交换；肾还有主骨生髓、通于脑、开窍于耳、其华在发等功能，从而维持了机体的协调与统一。

在肾的养生保健中，一是肾关乎人的生、长、壮、老、已，在人体各个阶段经常施灸，具有重要的养生保健作用。在幼儿、少年时期施灸，可促进正常的生长发育；青壮年时期施灸，可使其强壮；在老年时期施灸，可延缓衰老。二是在肾未病时尽早施灸，可预防疾病的发生，起治未病的作用。三是肾病有先兆时或肾病时施灸，有防治作用。四是肾病康复后施灸，可防疾病复发，起调养作用。

（一）药物辅灸疗法

1. 肾俞穴区灸法

【组成】由命门、双侧肾俞穴组成。

【方解】肾俞为肾之背俞穴，具有补益肾气、填补肾精的功效，为补肾益精、防治肾病之主穴；命门为督脉之穴，在两肾之间，为元气、元阳、真火之处，可温补肾阳，对人体各脏腑与组织器官起温养作用。三穴合用，即可补益肾气，滋养肾精，又可温补肾阳，在肾的养生保健中有重要意义。

【方法】与心俞穴区的方法相同。

2. 配穴灸法

【处方】取肾俞、关元、太溪穴。

【方解】肾俞为肾之背俞穴，具有补益肾气、填补肾精之功，为补肾益肾、防治肾病之主穴；关元为任脉之募穴，具有补益正气、温补元阳之功，可补肾之精气，与肾俞相伍，前后相应，有很好的抗衰老作用；太溪为肾经之原穴与输穴，为足踝部又一重要的补肾要穴，可滋补肾阴与肾精，与肾俞、关元相合，肾阳、肾阴、肾精、肾气同补，为肾的养生保健之经典处方。

（二）其他灸法

肾俞、关元、太溪穴可分别用直接灸法、隔物灸法、艾条灸法、温针灸法等，方法见养生保健常用灸法中的有关章节。

六、胆的养生保健灸法

中医认为，胆为六腑之一，又称奇恒之腑，胆主储藏与排泄胆汁的功能，在消化食物的过程中排泄胆汁，具有助脾胃消化的作用；胆又主决断，胆气与人体的情志活动有关，能作出判断与决定，对于防御和消除某些精神刺激（如突然受惊）的不良影响，以维持和控制人的情志活动，促进脏腑功能互相协调，有着重要意义。

在胆的养生保健中，一可在无病时灸疗，能补益胆腑，预防胆病的发生；二可在胆病有先兆或患胆病时尽早施灸，有治疗胆病的作用；三可在胆病康复后继续施灸，以防胆病复发，起调养作用。

（一）药物铺灸疗法

1. 胆俞穴区灸法

其穴区作用与灸法同肝的穴区灸法。

2. 胆囊穴区灸法

【组成】由阳陵泉、胆囊穴（阳陵泉下 1 寸处）组成。

【方解】阳陵泉为胆的合穴，八会穴之筋会，具有益胆利胆之功，为防治胆病之要穴；胆囊穴为经外奇穴，主治胆囊疾病。二穴合用可益胆利胆，又可舒筋活络，在胆的养生保健中有重要作用。

【方法】与心俞穴区的方法相同。

3. 配穴灸法

【处方】取胆俞、阳陵泉、足临泣穴。

【方解】胆俞为胆之背俞穴，为益胆利胆与防治胆病之主穴；阳陵泉为胆之合穴，八会穴之筋会，常与胆俞相配，以增强益胆利胆与防治胆病之功效；又为筋会，可舒筋活络，防治筋骨疲劳的病症；足临泣为胆经之输穴，八脉交会穴，通带脉，具有利胆理气之功，对胆腑气机有调畅作用。

【方法】先取俯卧位，灸胆俞穴；再取仰卧位，灸阳陵泉、足临泣穴。具体方法同肝的配穴灸法。

（二）其他灸法

取胆俞、阳陵泉、足临泣穴，分别用直接灸法、隔物灸法、艾条灸法、温针灸法等，方法见养生保健常用灸法中的有关章节。

七、胃的养生保健灸法

中医认为，胃主受纳，腐熟水谷，是指胃在消化道中具有容纳食物，并进一步消化吸收的作用，故称"胃为水谷之海""仓廪之官"。并将水谷之精微经胃的游溢精气上输于脾，并输布至肺与全身，以营养机体，维持人体正常的生理功能。若胃气不足，则营养物质不能滋养全身，人体各脏腑与组织器官功能失调而衰退，也会导致疾病的发生。故有"有胃气则生，无胃气则死"之说。脾胃同为后天之本，在养生保健中有极其重要的意义。

应用本法，一可补益胃气，在人未病时施灸，使胃腑强壮，对胃起保养作用，可预防胃病的发生；二可在胃病有先兆或胃病时尽早施灸，使胃病得到防治；三可在胃病康复后继续施灸，以防胃病复发，起调养作用。

（一）药物铺灸疗法

1. 胃俞穴区灸法

本法的穴区组成、功用、施灸方法同脾的穴区灸法。

2. 胃肠穴区灸法

【组成】由足三里、上巨虚、下巨虚穴组成。

【方解】足三里、上巨虚、下巨虚分别为胃、大肠、小肠之下合穴，具有补益胃肠的作用。诸穴合用，具有扶正祛邪、调和胃肠、理气和中、舒筋活络之功，在胃肠的养生保健中起重要作用。

【方法】与心俞穴区的方法相同。

3. 配穴灸法

【处方】取胃俞、足三里、内庭穴。

【方解】胃俞为胃之背俞穴，有补益胃腑之功，是防治胃病的主穴；足三里为胃经之合穴，是最常用的益胃健胃与防治胃病的要穴，是有名的强壮穴，与胃俞穴配伍，作用更显著；内庭为胃之荥穴，具有健胃行气之功，对胃脘不适、疼痛、胃胀、消化不良有良好的治疗作用。诸穴合用，补益胃气，通降胃腑，以达防治胃病与养生保健之目的。

（二）其他方法

取胃俞、足三里、内庭穴，如脾虚者加三阴交，可选用直接灸法、隔物灸法、艾条灸法、温针灸法等，方法见养生保健常用灸法中的有关章节。

八、肠的养生保健灸法

中医学认为，小肠主受盛化物，分清泌浊，是指小肠接受胃所传递的经胃初步消化吸收的饮食物，做进一步的消化吸收，分别为水谷精微和食物残渣两部分，清者以营养人体，浊者下传大肠而排出体外；大肠有传导之功，将小肠下传的残渣部分再吸收水分，最后剩余的残渣糟粕形成粪便而排出体外。若大小肠的功能失调，则会出现腹泻、便秘等病症，久之也会导致营养不良和衰老。

应用本法，一是在人体未病时施灸，可增强肠腑功能，预防肠道疾病的发生；二是肠道功能减弱，肠道有病时尽早施灸，可防治肠道疾病；三是在肠道疾病康复后施灸，可预防疾病发生，起调养作用。

（一）药物铺灸疗法

1. 肠俞穴区灸法

【组成】由大肠俞、小肠俞、关元俞穴组成。

【方解】大肠俞为大肠之背俞穴，小肠俞为小肠之背俞穴，具有补益大、小肠之功，可防治大、小肠疾病；关元俞在大肠俞、小肠俞穴之间，有补益元气、固护大小肠的作用。三穴连成一个穴区，对大、小肠的养生保健有重要意义。

2. 配穴灸法

【处方】取大肠俞、小肠俞、上巨虚、下巨虚、天枢穴。

【方解】大肠俞、小肠俞分别为大肠、小肠之背俞穴，具有补益肠腑、调节肠道功能之效，是防治大、小肠疾病的主穴；配以大、小肠的下合穴，能增强养护肠道与防治肠道疾病的作用。

【方法】与心俞穴区的方法相同。

（二）其他灸法

取大肠俞、小肠俞、上巨虚、下巨虚穴，可选用直接灸法、隔物灸法、艾条灸法、温针灸法等，方法见养生保健常用灸法中的有关章节。

九、膀胱的养生保健灸法

中医学认为，膀胱有贮尿、排尿之功。在水液代谢过程中，水液通过肺、脾、肾、三焦、大肠、小肠等脏腑的作用，代谢后的水液经肾的气化作用，生成尿液，在肾与膀胱的气化作用下排出体外。若肾的气化功能失调，则膀胱气化不利，开阖失司，可出现小便不利或癃闭、尿频、尿急、小便失禁等。

应用本法，一可养护膀胱，提高其生理功能；二可防治膀胱疾病；三对膀胱有养生保健的作用。

（一）配穴灸法

【处方】取膀胱俞、关元、曲骨穴。

【方解】膀胱俞为膀胱之背俞穴，是养护膀胱与防治膀胱疾病之主穴；关元可补益元气，促进肾与膀胱气化；曲骨为任脉的少腹部腧穴，穴下即是膀胱，灸疗可起最直接的养护与防治作用。

【方法】先取仰卧位，灸关元、曲骨穴；再取俯卧位，灸膀胱俞。其方法与其他配穴灸法相同。

（二）其他灸法

取膀胱俞、关元、曲骨穴，可选用直接灸法、隔物灸法、艾条灸法、温针灸法等，方法见养生保健常用灸法中的有关章节。

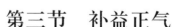

第三节　补益正气

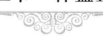

气是人体生命活动的物质基础，因为气是人体的精细物质，也是人体的重要组成部分，对人体有滋养作用；气对人体的精血、津液等基本物质有推动与相互生化作用，从而促进了人体物质基础的充盛。有了物质基础

的保证，人体得以滋养才能维持人体正常的生理功能。否则，人体就会失去最重要的物质基础的滋养，人体各脏腑等组织器官就会衰退或衰老。

气又是人体生命活动的动力，有了气的推动，人体的精、气、血、津液等营养物质才能布散周身，从而维持各脏腑与组织器官的功能活动，人体也有了旺盛的生命力，形体健壮而不衰。否则，人体的生理功能活动衰退或形体衰老，可导致疾病的发生，折寿而不彰。俗话说："人活一口气。"故养生保健一定要重视气的养生保健。灸疗有补益正气的作用，通过灸疗经络腧穴，或配以养生保健的药物铺灸疗法，可达养生保健的目的。

1. 补益正气的腧穴

膻中（补宗气）、肺俞（补肺气）、中脘（补中气）、气海（补正气）、关元（补元气）、心俞（补心气）、肝俞（补肝气）、脾俞（补脾气）、肾俞（补肾气）等。

另外还有很多腧穴，通过调整脏腑功能，起到间接补气的作用。脏腑功能正常了，正气也就恢复了。

2. 施灸方法

第一，在人体无病时，对以上具有补气作用的腧穴经常施灸，正如《扁鹊心书》云："人于无病时常灸关元、气海、命门……虽未得长生，亦可得百余岁矣。"可达扶助正气与养生保健之目的。

第二，在有气虚先兆时或有气虚病症时施灸，可扶正祛邪，防治气虚而致的病症。

第三，施灸要根据气虚的表现与偏重不同而选择腧穴，如取膻中、气海、关元穴作为常规灸穴，偏肺气虚者，配肺俞；心气虚者，配心俞；肝气虚者，配肝俞；脾气虚者，配脾俞；肾气虚者，配肾俞；中气虚者，配中脘；气血同虚者，配气海、三阴交等。

第四，施灸时一般用补法，可选用药物铺灸疗法、直接灸法、隔姜灸法、温针灸法等进行施灸。

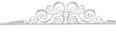

第四节　补血养血

中医学认为，血是由水谷之精微与精髓所生，循行于脉中，富含营养与滋润物质，是构成人体、维持生命活动重要的物质基础之一。血有三大生理功能，一是血有濡润、营养全身的作用，它内灌脏腑，外濡皮毛筋骨，如血虚不足，则脏腑功能衰退，面色先华，肌肉与肢体无力等。二是血为人体感觉和运动的物质基础，如目得血之滋养而能视，手得血之滋养而能握，足得血之滋养而能步，且筋骨劲强，关节活动有力等。否则，人体各组织器官感觉和运动障碍，出现衰老表现。三是血为神志的物质基础，血脉充盈，则神志清晰，思维敏捷，精神安定，容光焕发，否则就会出现精神不振、失眠健忘等衰老现象。

灸疗有补益气血的作用，通过经络腧穴或配以补血养血的药物铺灸疗法，可达养生保健之目的。

1. 补血养血的腧穴

膈俞、血海、心俞、肺俞、肝俞、脾俞、肾俞、足三里、三阴交等。膈俞为血会，血海为补血活血之要穴；心主血脉，肺主气，朝百脉，肝主藏血，脾主生化血液，肾精可化为血，其所属腧穴均有补血养血的作用。足三里为多气多血之穴，三阴交为肝、脾、肾经的交会穴，为血之生化的要穴。另外，还有很多腧穴，对血的生化与运行有密切关系。在灸疗中配伍应用，亦有补血养血的作用。

2. 施灸方法

第一，在人体无病时对以上具有补血养血的腧穴经常施灸，可达养血补血与养生保健之目的。

第二，在人体有血虚先兆时或有血虚病证时施灸，可预防血虚疾病的发生。

第三，施灸时要根据临床表现及脏腑与血的关系选择腧穴，如取膈俞、血海为主穴，心血虚者，配心俞；肝血虚者，配肝俞；脾虚不能化生血者，配脾俞、足三里、三阴交；肾虚精不能化血者，配肾俞等。

第四，血与气有着密切的关系，"气能生血，气能行血"。因此，血虚时常配具有补气行气作用的腧穴；血虚与血瘀密切相关，血以运行为要，血在运行中不断化生与补充，"瘀血不去，新血不生"。活血时常配伍具有活血行气作用的腧穴。

第五，施灸时一般用补法，可选用药物铺灸疗法、艾炷直接灸法、隔物灸法、艾条灸法、温针灸法等，方法同前。

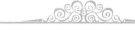

第五节　保养经络

一、经络为人体的生命之路、生命之树

经络是人体气血的通路，把气血津液源源不断地输送到全身各组织器官，发挥滋养作用，从而维持人体的生命活动和正常的生理功能。如果经络不通，人体各组织器官就会失去滋养，如同军队失去了粮草供应一样，生命活动就会减弱，甚至停止，或脏腑功能失常而产生疾病，甚至危及生命。所以，经络对人体的生命活动有着极其重要的作用，它是人体的生命之路。正如《黄帝内经》所说："经脉者，所以决生死，处百病，调虚实，不可不通。"

经络由十二正经和奇经八脉组成，是人体气血运行的主干道，又有络脉网络周身，无处不到，维持了人体的生命活动，它如同人体的生命之树。一棵树有树身、树枝、树根、树梢和树叶，它靠枝叶吸收阳光，靠树根吸收水分与营养，并靠一定的通道把营养成分输送到树的各个部分，才使树有了绿色的生命，且生机勃勃，如果没有营养输送的通道，树就会失去营养，生命之树就会枯萎、死亡。

维持人体的生命之树，需依靠经络这条生命之路，它为人体输送赖以生存的物质、能量与信息，最具代表性的当属气、血、阴阳。气是构成人体生命的基本要素，是生命功能的表现，俗话说"人活一口气"，没有气就没有了生命；血是构成人体生命的基本物质，含有人体所必需的大部分营养成分，是生命活动的源泉；气血的属性和功能有阴阳之分，而阴阳借气血的运行和各部功能活动得以保持协调与平衡。

维持气、血、阴阳的协调与平衡，似乎受经络信息系统的调控，由于经络之气的推动和感传，使人体的气、血、阴阳保持了相对的平衡。比如，人的肢体受凉或受热刺激时，就会通过经络的感传，将信息传到大脑与脏腑，使人们采取相应的保护措施；当人体里面的脏腑病变时，也能通过经络的感传反映到体表的某一个部位来。所以，经络是人体气血运行的通路，可以主宰人的生命。要想保持身体健康，延年益寿，就要以保养经络、调理阴阳、疏通气机为原则。

二、灸法不明经络，开口动手便错

谈起经络，似乎很神奇，因而激发了人们求知的欲望，半个多世纪以来，国内外学者借助先进的科学仪器，采用声、光、电、热、磁等现代手段，也从解剖学、生理学、病理学、实验学等方面进行了研究，都在试图攻克这一世界难题。虽然发现经络和腧穴的电阻和热感之类的现象和其他部位不一样，但经络的实质到底是什么呢？有人认为是神经，也有人认为是血管或淋巴，还有人认为与体液有关，似乎都有一定的道理，但最终还是不能说明经络的实质是什么。但可喜的是，大部分研究者认为经络确实存在，还需进一步细究。我相信，经络的密码终有一天会被解开，揭开经络实质的科学家肯定能获得诺贝尔奖。

关于经络，对老百姓而言，听起来觉得很耳熟，但又觉得很神秘，特别是一些武侠小说或电视剧中过于神话般地渲染，如有关经络的神功、点穴大法，"六脉神剑"，打通经络或逆转经脉等等，使经络披上了神秘的面纱。有一位病人曾经问我，经络到底是什么？经络到底存不存在？打通经络能否长生不老？我给他们讲，经络是人体重要的组成部分，对人体生命活动有着重要的作用。它如同人体赖于生存的营养输送管道，如果这个管道堵塞了，人体的生命活动就会枯萎；如果经络不通，人体也就因此而生病。

经络确实存在，如针刺合谷穴，就会感觉到经气沿着手阳明大肠经的循行路线走行。还有一个病人患妇科病，发现一条青紫色的线条从下肢一直到达少腹部，她让我看她用手机拍摄的照片，与足太阴脾经的循行路线基本一致，我给她在足太阴脾经取穴针灸，取得了良好的效果。灸法，应以经络学说为指导，根据经络与人体脏腑各组织器官的有机联系，正确判断病在何经，应用循经取穴与配穴方法，在相关的腧穴上施灸，才能达到防病治病与养生保健之目的。如果不明经络，灸法就没有了理论依据，更不能正确取穴与施灸，当然不能达到满意的效果。正如有的医学家告诉我们："医者不明经络，犹如盲子夜行。"经络如同灸法的坐标，只有明经络，识孔穴，才能施灸法。

三、经络在养生保健灸法中的重要作用

经络是人体的生命之路，与人体的生、老、病、死息息相关。养生的目的是为了健康长寿，人体的养生保健自然离不开经络。经络对人体生命活动和养生保健的重要性早在 2000 多年以前的《黄帝内经》中就有体现："经络者，能决生死，处百病，调虚实，不可不通。""决生死"是说经络给了人体生命力，经络的强弱关乎人的生死，从经络可判断人的生死；"处百病"是说人体生病与经络有关，通过调整经络可以治疗各种病证；"调虚实"是讲经络有调整人体气血阴阳虚实的作用。经络在人体生命活动中可以决生死，调整虚实，治疗百病，那经络就"不可不通"。经络不通了，人体就会生病，如果病情严重，就很难治好，甚至会死亡；经络通了，疾病就可以好转或治愈。从经络角度进行养生保健，人体的生命就有了活力，可达防病治病、延年益寿之目的。

四、如何做好经络的养生保健灸法

如何做好经络的养生保健？首先，要认识经络在人体生命活动中的重要作用，重视经络的养生保健；其次，要了解经络的走行规律与脏腑组织

器官的关系，做到循经养生，才能正确应用经络养生保健的方法；第三，要知道每条经脉的循行路线及腧穴和所主病证，应用针灸、按摩腧穴等方法，以达防病治病和养生保健之目的；第四，要了解经脉的气血循环在一日十二时辰的运行时间，在每条经脉气血最旺盛时按摩本经的相关腧穴，可达治未病与养生保健的作用。

五、十四经脉的养生保健灸法

1. 手太阴肺经的养生保健灸法

（1）寅时肺经当令，灸可调养肺气

肺经与十二时辰的寅时相对应，也就是清晨3～5时，此时阴阳开始由阴转阳，人的气血循行传到了肺经，是肺经气血最旺盛的时辰，"肺主一身之气"，当令的肺经按照脏腑的需要把气血进行重新分配，并通过"肺朝百脉"的作用，把新鲜血液输布到全身。此时对肺经进行循经灸或取本经的中府、尺泽、孔最、列缺、太渊穴进行温和灸，有调养肺气的作用。肺气不足者，多在寅时睡眠不好，易出现咳嗽、气喘、气短、自汗等症，对以上腧穴进行灸疗，可养肺气，助宣降，对肺病的防治有一定的疗效。

（2）肺经的循经灸法

肺经的循经灸法对肺经的养生保健与肺病有防治作用。施灸方法参照循经灸法进行。

（3）中府配肺俞，养肺又治肺

①中府为肺之募穴，具有宣降肺气、止咳平喘的作用。肺俞为肺之背俞穴，具有补益肺气、调节肺功能的作用。中府配肺俞为俞募配穴法，两穴均为治肺之要穴，相伍可养肺补肺，宣降肺气，调节肺功能，对肺系疾患有良好的防治作用。

②对中府、肺俞进行温和灸与隔姜灸，可防治体虚反复感冒、"老慢支"、肺心病、肺气肿、哮喘等症，均有预防与治疗作用。有一位姓杨的病人，56岁，面色白，动则气短汗出，反复感冒，每遇秋冬则咳嗽气喘，胸闷气短，背部发凉，吐泡沫样痰，口唇青紫，舌质暗，有瘀斑，舌苔白滑，舌体胖大，脉沉细。这个病人是我的老病人，又因是低保户，不能经常服

药治疗，问我有没有花钱少的好方法，我给他介绍了本法，每日早、晚各 1 次，1 个月后面色红润了，口唇青紫减轻了，也有气力了，不出虚汗了，感冒次数减少了，背部也不凉了。坚持用本法 3 个月后，咳嗽气喘也明显减轻，基本上很少感冒。现在，"老慢支"的发作次数和症状已明显改善。他还向周围的邻居推广此法，均获得良效。

（4）灸尺泽穴可防治高血压、荨麻疹

①尺泽穴为手太阴肺经之合穴，当血压升高时，立即灸本穴，或配曲池，可使血压降低；经常对本穴施灸，对高血压病有一定的防治作用。

②灸本穴对荨麻疹、皮肤瘙痒、风疹等皮肤病有防治作用。为什么尺泽穴能防治高血压、荨麻疹呢？因为尺泽穴为肺经的合穴，合穴有泻热降压的作用；肺主皮毛，主一身之表，治疗皮肤病应从肺经入手，所以对风热引起的荨麻疹、皮肤病有治疗作用。

（5）灸孔最善治肺经急症与出血

①孔最穴为手太阴肺经的郄穴，善治肺经急症，如急性鼻炎、急性哮喘、急性咽喉痛等，当遇到以上急症时，立即对本穴进行雀啄灸，可缓急。

②本穴可治疗出血，在《针灸大成》等针灸文献中早有记载，阴经的郄穴善治血证。孔最为手太阴肺经的郄穴，灸疗对肺结核、支气管扩张等病症引起的咯血有显效，亦可防治鼻衄。

（6）列缺与头项相应，头项问题灸列缺

关于列缺，古代艺术文献中和武侠小说中多有记载，特别是针灸文献《四穴总歌》中的"头项寻列缺"一句非常有名。有的学生问我，肺经的循行不经过头项，为什么称"头项寻列缺"？ 我认为可以从以下几个方面理解：第一，列缺为络穴，有通经活络的作用，头项部疾病多为经络不通。第二，列缺为八脉交会穴，通于任脉，行于人体前正中线，又与督脉相通，行于人体后正中线。它前过项，后过颈，均通于头部，列缺与头部颈项有着密切的联系。第三，人体往往存在一种对应关系，列缺穴在腕部，人们俗称"手腕子"，手腕的穴位能治脖子上的病，也有一个平衡调节的作用。灸疗本穴可治头痛、落枕、颈椎病等。当你感觉头痛、落枕、颈部僵痛时，对本穴进行温和灸、隔姜灸，症状就会很快好转；病情较重者，经常对本穴进行施灸，可配伍风池、颈夹脊、合谷穴，灸疗时让患者慢慢活动颈部，都会取得满意效果。

2. 手阳明大肠经的养生保健灸法

（1）卯时大肠经当令，灸疗可养护大肠

大肠经与十二时辰的卯时相对应，也就是清晨5～7时，这时肺气布散于与其相表里的大肠经，轮到大肠经当令了。大肠经的主要职责是什么呢？《黄帝内经》说："大肠者，传导之官，变化出焉。"大肠主管变化水谷，将消化吸收后的糟粕排出体外。大肠的传导功能正常，可促进气血津液的生化；排出糟粕，又可减少致病因素，从而维持人体健康。如果大肠传导功能失常，糟粕不能排出，就会变成一种致病因素和毒素而危害人体健康。在此时，是大肠经气最旺盛之时，对大肠经进行循经灸，或对本经的重点腧穴进行温和灸，有同气相求之理，可加强大肠经气的运行，促进肠蠕动和传导功能，有利于糟粕的排出，"排出毒素，一身轻松"，对大肠经的养生保健有重要意义。

（2）手阳明大肠经的循经灸法

手阳明大肠经的循经灸法，对大肠经的养生与大肠病有防治作用，施灸方法参照循经灸法进行。

（3）灸合谷，可治外感，止头痛，施急救

合谷为手阳明大肠经的原穴，是一个很有名的穴位，很多老百姓都知道，它在针灸医生的治疗中使用频率最高，而且有很好的疗效。第一，合谷穴主治头面部疾病，故有"面口合谷收"一说，凡是头面部疾病都可灸合谷穴治疗，如头痛、头晕、牙痛、口眼㖞斜、面肌痉挛、面痛、目赤红肿、耳鸣耳聋、鼻塞流涕、咽喉肿痛等。第二，合谷穴有疏散外邪的作用，不论是风寒外感还是风热外感均有效，是我们随身携带的"感冒良药"。如果你患了轻微的感冒，灸左右两侧的合谷穴，头痛很快减轻，鼻子也通气了，灸疗结束后喝一杯热开水或姜汤水，一般的感冒均可治愈。如果是重感冒，取合谷、外关、太阳、风池等穴灸疗，或在服感冒药时配合灸合谷穴治疗，可提高疗效，缩短病程。第三，合谷穴是一个止痛的特效穴，如头痛、牙痛时，只要灸合谷穴，疼痛就会立即缓解。左侧头痛、牙痛，灸左侧的合谷穴；右侧疼痛，灸右侧合谷穴；双侧疼痛，灸双侧合谷穴。合谷穴不但能治疗头痛、牙痛，对其他疼痛也有良效，如三叉神经痛、颈椎痛、咽喉痛、肋间神经痛、坐骨神经痛、急性胃痛、腹痛等。第四，合谷穴还是一个急救穴，如癫痫发作，牙关紧闭时，灸合谷穴，有息风止痉的作用；如果遇到中风、中暑、虚脱等引起的昏厥，或小儿惊风时，灸合谷穴则有急救作用。

（4）灸曲池，可泻热、降压、治肘痛

曲池为手阳明大肠经的合穴，位于肘横纹外侧端，屈肘时当尺泽与肱骨外上髁连线的中点处。曲，指弯曲；池，如同水流汇聚之池，故名"曲池"。手阳明大肠的经气在此会合，具有调节经气与大肠腑的作用。

本穴有泻热作用，主治热病，如手阳明经热盛而致的发热、心烦、头痛、头晕、咽喉肿痛、牙齿痛、目赤肿痛、腹痛、吐泻、下痢脓血等，可在曲池穴进行按摩或灸疗，或刺络放血，均可起到缓解与治疗作用。

本穴有一定的降压作用，当你血压高时，可灸曲池穴，血压就会有不同程度的下降；高血压的病人，每天可点按曲池穴，或用大拇指在穴位上做前后拨动，有酸胀、微痛感为佳，可起降压、稳压的作用，并可预防高血压引起的中风病。

本穴位于肘关节处，当你上肢劳累时，灸曲池穴会感到轻松有力，对上肢起保健作用；肘关节疼痛乃常见的病症，灸曲池穴有很好的效果；如果伴有肘关节屈伸不利，先灸曲池穴，再用中指按压少海穴，同时揉按点压3～5分钟，也可同时做屈伸运动，简便易行，疗效可靠。

灸曲池穴，对上肢疼痛、上肢不遂、肌肉萎缩亦有一定的疗效。曲池穴也可作为保健灸，有预防头面疾病和脑中风的作用。

（5）灸迎香，治鼻病，纠面瘫，防感冒

①本穴是手阳明大肠经的最后一穴，也是手阳明大肠经与足阳明胃经交接的地方，位于鼻翼外缘中点旁，鼻唇沟中。鼻为嗅觉器官，外界的香气从此处进入鼻中，故名"迎香"。灸疗本穴对鼻病有防治作用。

②面瘫是从口鼻眼一侧㖞斜的疾病，为阳明经受邪，经络不通或筋脉失养所致。灸疗本穴，有祛阳明之邪、扶阳明之正的作用，故为治疗面瘫，

尤其是口鼻㖞斜不可缺少的重要腧穴之一。

③感冒是一种常见病，经常按揉迎香穴，可预防感冒的发生。灸疗本穴，一可增强肠的运动，促进气血的化生，使"正气存内，邪不可干"；二可宣肺通窍，加强抗病防病的能力，对感冒起防治作用。

3. 足阳明胃经的养生保健灸法

（1）辰时胃经当令，灸疗可养胃治胃

十二时辰的辰时（7～9时）与胃经相对应，这时大肠经气减弱，该轮到胃经当令了。随着太阳的升起，体内的阳气也随之挥发出来，此时也正好是人们开始工作的时候，需要摄入水谷之精微来补充能量，所以辰时是养胃治胃的最佳时机。

胃主受纳水谷，是人体气血生化之源，故称"水谷气血之海"，是人体的营养与能量的发源地。我们一日三餐的食物都要通过胃来消化和吸收，只有胃好了，人的生命活动才会生机勃勃，脏腑的功能活动才能正常，所以中医有"有胃气则生，无胃气则死"之说。如果胃不好，人体的气血营养就会不足，直接影响人体健康；如果胃有病，更会危害人体的健康。因此，胃的养生保健是非常重要的。

在辰时胃经当令时，对胃经进行循经灸，可鼓舞胃经气血，使胃气"以降为顺"，既可增强功能，又可养胃护胃。有了胃病时，可选择胃经的腧穴按摩或针灸，还要及时检查，针对病情合理治疗，做到无病先防，有病早治。

（2）灸胃经头面部穴，可健胃养颜祛斑

足阳明胃经在面部瞳孔直下有一串健胃养颜的腧穴，它们是承泣、四白、居髎、地仓穴，灸之对面部的养生保健有重要作用。一可加强眼部的血液循环，对防治眼睛干涩、视力疲劳、近视等有良好的作用；二可疏通面部经脉，扶正祛邪，对面瘫、面肌痉挛、面痛等有防治作用；三可鼓舞阳明经气血的运行，使你的面色逐渐红润起来，日久就会光彩照人；同时，加强了面部肌肉运动和皮肤的营养，皱纹也随之消失；又可通过改善面部的血液循环，祛邪外出，色素沉着引起的色斑就会逐步消退。

（3）灸天枢，可防治泄泻与便秘

天枢为足阳明胃经的募穴，位于腹中部，距脐旁2寸。枢，即枢纽，主升降。如脾主升，胃主降，人体的水谷通过脾的运化，将清者（水谷之精微）上输，胃气下降，浊者（糟粕）下归大肠，排出体外，故天枢如同中转站一样。如果脾胃失调，清浊不分，则泄泻；胃气不降，气机不畅，则便秘。天枢穴可健脾和胃，调畅气机，具有双向调节作用，故能防治泄泻与便秘。

（4）足三里为养生保健的第一要穴

足三里为足阳明胃经的下合穴，位于小腿前外侧，当犊鼻下3寸，距胫骨前缘一横指。我经常看到有的医生或学生对足三里取穴不准，便拉过学生的手，盖住膝盖骨，五指朝下，中指尖向外一横指就是本穴。

说起足三里，它的名气太大了，在用本穴治疗的病种上，它可以说是冠军。在养生保健方面，有云："若要身体安，三里常不干。"老百姓有顺口溜："常按足三里，胜吃老母鸡。"可见，足三里在防病治病和养生保健中是多么的重要。

为什么足三里为养生保健的第一要穴？这还得从胃的生理功能讲起。胃为六腑之首，为人体的后天之本，将所吸收的水谷精微转输到全身各个脏腑组织器官，发挥营养滋润作用，是人体赖于生存的根本；胃经为多气多血之经，气血又为人体生命活动的物质基础与动力所在，故人体的生理功能离不开血的滋养，也离不开气的推动。足三里为胃经脉气所发之处，又是胃经的合穴，对人体的生理、病理影响极大，在养生保健中有着非常重要的意义，故称它为补益穴、长寿穴。如何做好足三里的养生保健呢？建议从以下几个方面做起：

①常灸足三里，保护好脾胃

足三里有健脾益胃之功，对调理脾胃有非常好的作用，脾胃对人体的健康非常重要，调养好脾胃，是人体健康长寿的根本。平时多灸足三里，一可补益气血，增强体质，加强防病能力；二可促进消化和吸收；三可促进气血运行，保持气血通畅。灸疗足三里时，最好向下延伸至上巨虚、下巨虚穴，它们分别为大肠经、小肠经的下合穴，我把足三里、上巨虚、下巨虚这一范围称为胃肠穴区，可调节胃肠的功能，防治胃肠疾病。

②常灸足三里，强壮又保健

家中自备一些艾条，将艾条点燃后对准足三里穴位，距皮肤 2cm 或根据对艾灸热度的敏感程度调整距离，以皮肤潮红为宜，每次灸 10 分钟左右，最好每周 1 次，脾胃不好者，可多灸几次。如伴有肠功能不好者，可沿着足三里向下移，延伸至上巨虚、下巨虚（分别为大肠经、小肠经的下合穴），具有很好的强壮保健作用。另外，可以进行足三里穴位埋线、瘢痕灸，建立养生保健的长效机制。足三里穴位埋线，是在足三里穴位消毒后，用专用穴位埋线的羊肠线和埋线针进行穴位埋线。足三里瘢痕灸，是将艾炷放在穴位上，点燃艾炷，待艾炷燃尽去灰后，再续艾炷施灸，灸完规定的壮数为止。施灸时灸火会烧灼皮肤，产生剧痛。施灸后 7 天左右，足三里部位会化脓形成灸疮，5 周以后，灸疮会结痂脱落而留下瘢痕。以上两种方法，对足三里的刺激作用强、持续时间长，对调理脾胃功能、提高机体免疫力有长效机制，但必须由专业技术人员操作。

4. 足太阴脾经的养生保健灸法

（1）巳时脾经当令，灸疗可健脾助运化

巳时（9 ～ 11 时），胃已将食物腐熟，这时由脾进一步消化和吸收，化生为水谷之精微等营养物质，并经脾的运化功能，输送至各脏腑组织器官，以满足生理功能的需要。此时脾经当令，是脾经最活跃的时候，对脾经进行循经灸或对脾经的腧穴进行施灸，可促进脾的消化吸收和运化，以养护脾脏。

（2）足太阴脾经的循经灸法

本法对脾经的养生保健与脾病的防治有良好作用。施灸方法按循经灸法进行。

（3）灸三阴交抗疲劳，防衰老，妇科疾病离不了

本穴为脾经之要穴，又是肝、脾、肾三条经脉的交会穴，故称"三阴交"。

①健脾，抗衰老，防衰老

脾为后天之本，所化生的气血为人体生命活动的来源，脾又主肌肉，

若脾虚人体就易疲劳与衰老，常灸三阴交可健脾益气，缓解人体疲劳，还可肝、脾、肾同调，具有以后天养先天、防病抗衰、延年益寿的作用。

②为防治妇科病之"良药"

因为女性以血为本，脾为气血生化之源，脾主统血。女性的月经等生理现象，主要的物质来源就是血，只有血生化有源，才能维持月经等生理功能；有了脾的统血，经血才能正常运行。再者，女性的生理功能还与肝的疏泄与藏血、肾主生殖与藏精及精血同源有关。三阴交为肝、脾、肾三经的交会穴，如同交通的枢纽站，也是气血的交汇站，所以，三阴交不但能健脾补血，还对肝、肾功能有着很好的调节作用。通过以上论述，就不难理解三阴交如同妇科病的"良药"了。

三阴交能治疗哪些妇科疾病呢？凡月经不调、闭经、痛经、经前综合征、更年期综合征、带下病、子宫脱垂、附件炎、盆腔炎等症，均可按摩、艾灸或针刺三阴交。

（4）养血治血灸血海

血海穴位于髌底内侧端上2寸，屈膝，当股四头肌内侧头的隆起处。它是脾经之血汇聚的地方，具有养血补血、活血化瘀之功。本穴为血证之要穴，可治疗血虚证与血瘀证，经常按摩或艾灸此穴，可补血养血，对贫血、面色苍白、头晕、心悸、失眠等有良效；对血虚与血瘀引起的妇科病，常与三阴交相配，疗效极佳；还可用于风湿痹痛、风疹、湿疹、皮肤瘙痒等，取"治风先治血，血行风自灭"之效；特别是对妇女产后有养血保健、养颜祛斑的作用；血海养血，又是脾经的穴位，脾主肌肉，养颜效果深达肌层，所以灸此穴可以使你美丽又耐看。

5. 手少阴心经的养生保健灸法

（1）午时心经当令，灸疗可养心气，补心血

十二时辰中的午时（11～13时）与心经相对应，经过一上午的工作，心脏也劳累了，应该放下手头的工作，吃好午餐，补充营养和能量，并适当休息，使心气得到调养，才能有充沛的精力去完成下午的工作。另外，午时是心经最旺盛的时候，上午阳气为主导，午时开始阴生，是自然和人体阴阳相交的时刻，所以午时最好不要活动，睡个午觉。在此时，对心经

进行循经灸或对重点腧穴施灸，有补心气、养心血的作用，对人体虚弱、心血不足而致的心系疾病，亦有一定的治疗作用。

（2）手少阴心经的循经灸法

本法对心经的养生保健与心经病的防治有一定的治疗作用，施灸方法可参照循经灸法进行。

（3）灸极泉穴可救心脑，疗上肢病症

极泉穴在腋窝顶点，腋动脉的搏动处，用手指拨动时有麻感。心主血脉，当心脉瘀阻、心血不足时，可导致心绞痛、心肌梗死，如不及时救治，就会危及生命。可立即找到极泉穴并对其进行雀啄灸，心绞痛等症状就会缓解，起速效急救作用。

心主神明，当急性脑血管疾病出现神志昏迷时，立即雀啄灸极泉穴，有醒脑开窍的作用，可用于心脑血管疾病的急救。经常坚持灸此穴，可防治心脑血管疾病。

手少阴心经在腋窝下沿上肢内侧后缘循行，极泉穴下有臂丛神经及其分支，分布于上肢。由于"经脉所过，主治所及"，臂丛神经对上肢的支配关系，决定了极泉穴对上肢疾病有很好的治疗作用。我常用极泉穴治疗肩周炎，用一手的拇指按压极泉穴，另一手拇指按压肩髃穴，一穴在肩关节上，一穴在下，一边活动肩关节，一边用力揉按两穴，每次 5 ～ 10 分钟，对肩周疼痛、功能活动障碍有很好的治疗作用。

6. 手太阳小肠经的养生保健灸法

（1）未时小肠经的养生保健灸法

十二时辰中的未时（13 ～ 15 时）与小肠经相应，此时小肠经的经气最旺盛。《黄帝内经》说："小肠者，受盛之官，化物出焉。"意思是说，小肠接受由胃初步消化的食物，对其进一步消化和吸收，变化为水谷之精微。中医把这一功能称为"泌别清浊"。将清者（水谷精微）吸收，供人体之需，将浊者（糟粕）部分输送到大肠。所以，人体的营养吸收主要与小肠有关，如果小肠的功能不好，人体所需的营养就会吸收不足而产生营养不良。因此，小肠的消化和吸收功能对人体的健康有着非常重要的作用，小肠的养生保健也是不能忽视的。

小肠经在未时精气最旺盛，对小肠经进行循经灸或对本经的重点腧穴进行施灸，对小肠经的养生保健与防治小肠病症有良好作用。

（2）小肠经的循经灸法

本法一可用于小肠经的养生保健，二可用于小肠病的防治，施灸方法参照循经灸法进行。

（3）灸养老穴养生、抗衰老，配后溪穴治疼痛

养老穴为手太阳小肠经的郄穴，由于养老穴有养生、抗衰老的作用，故称为"养老穴"。经常灸养老穴，对防治老年人头晕眼花、失眠健忘、耳聋耳鸣、高血压、老年痴呆有很好的作用。

养老穴与后溪穴和督脉相通，均有舒筋通络的作用，两穴相配有很好的止痛效果。小肠经和督脉聚合于颈部，绕行于肩胛部，循行于腰部，灸或针这两穴，对肩周炎、肩背部痛、颈椎病引起的头痛、颈椎痛，以及腰椎病引起的腰痛、腰扭伤等，均有很好的疗效。

（4）灸听宫穴养耳，可防治耳鸣耳聋与下颌病症

听宫穴位于面颊部耳屏前，下颌骨髁状突的后方，张口时呈凹陷处。

随着年龄的逐渐增大，上了年纪的人常感到耳朵背了，把耳聋、眼花作为衰老的表现。经常灸听宫穴，就可以防治耳鸣耳聋。

听宫穴是手太阳小肠经的最后一个腧穴，它是从面颊部经下颌关节而进入耳中的，所以针或灸本穴，对面颊部疾病，如下颌关节功能紊乱、下颌关节脱位、面瘫、面痛等均有良好的防治作用。

7. 足太阳膀胱经的养生保健灸法

（1）申时膀胱经当令，灸疗可调养膀胱，促气化

《黄帝内经》曰："膀胱者，州都之官，津液藏焉，气化则能出矣。"十二时辰中的申时（15～17时）与膀胱经相应，在此时对膀胱经进行循经灸，或在本经的相关腧穴施灸，可调养膀胱，促进气化，并对小便不利、尿频、尿急、遗尿、尿失禁等病症有防治作用。亦可配关元、中极、曲骨等任脉的腧穴施灸，其效更佳。

（2）膀胱经的循经灸法

本经是十二经脉中循行最长、穴位最多的一条经脉，循经灸时主要对

本经的第一侧线施灸，对膀胱经的调养与泌尿系统疾病的防治，有较好的作用，施灸方法参照循经灸法进行。

（3）悬灸睛明穴，可防治眼病、急性腰扭伤

睛明穴位于眼内角稍上方的凹陷处，"睛"指眼睛，"明"指光明，故名"睛明"。它是足太阳膀胱经的第一穴，膀胱经气血上行，"目得血而视"，使眼睛光明，是防治眼病之要穴。

本穴不宜直接灸，但可用悬灸法，比其他腧穴的悬灸距离要远一些，灸疗时间不宜太长。灸疗本穴不但能缓解眼睛疲劳，预防眼病，对许多眼病也有很好的治疗效果，如迎风流泪、两目干涩、目赤肿痛、视物不清、近视、夜盲、色盲等。

本穴为膀胱经的第一穴，膀胱经夹着脊柱，到达腰部，从脊旁肌肉入里络肾，属膀胱。施灸或针刺睛明穴可通行膀胱经脉，直达腰脊与腰肌，对治疗急性腰扭伤有效，如一边操作一边活动腰部，则效果更明显。

（4）养生保健在脏腑，灸疗俞穴有奇效

人体的生命活动是以五脏六腑为中心的，故脏腑的养生保健非常重要。在十二经脉中，每一条经脉主一个脏腑，但膀胱经与五脏六腑都有密切的关系，主要是因为在膀胱经上的每一个脏腑都有一个腧穴，叫背俞穴。背俞穴与脏腑相对应，是脏腑气血的汇聚处，因此，背俞穴在脏腑的养生保健中具有重要意义。

灸法用于养生保健时，第一，可经常对各俞穴进行温和灸、隔姜灸，每穴2～5分钟或1～2壮，隔日1次或每周1次；第二，可针对不同的脏腑，取相关的俞穴进行施灸，如养心时取心俞，养肺时取肺俞，余此类推；第三，可脏腑同调，用药物铺灸疗法，取肺俞至膀胱俞所有的脏腑背俞穴为一个长穴区，药用养生保健散，施灸方法参照药物铺灸疗法进行。

8. 足少阴肾经的养生保健灸法

（1）酉时肾经当令，养肾补肾，延年益寿

十二时辰中的酉时与足少阴肾经相对应，到了晚上17～19时为肾经当令之时，是养肾护肾的最佳时机。这时人们工作劳累了一天，精、气、神也消耗得差不多了，人就需要休息，肾经开始发挥收藏的功能，把精气收

藏回来。首先，不宜过劳，以免消耗肾气；还要吃好晚餐，以补充营养和能量，发挥后天养先天的作用。其次，对性生活要有节制，《黄帝内经》早就告诫我们："以酒为浆……醉以入房，以欲竭其精，以耗散其真，不知持满……故半百而衰也。"说明肾之精气的养生保健，对延缓人体衰老有着重要的意义。

（2）足少阴肾经的循经灸法

本法对肾经有养生保健作用，并可防治肾经病症。在循经灸后，双手搓热，按摩命门及肾俞穴，对保养肾之精气大有益处；还可不断吞咽津液，将"金津玉液"吞咽并送入少腹丹田，以达"玉液还丹"，以充养肾精，发挥养生保健的作用。第二，在酉时对本经进行循经灸或对重点腧穴进行温和灸，一可养肾补肾，二可防治肾经病症。

（3）涌泉穴为生命之泉、长寿之穴

涌泉穴为足少阴肾经的井穴，在足底部，位于脚底中线前 1/3 与后 2/3 的交点处，当仰卧蜷足时，脚底前凹陷处。故《黄帝内经》说："肾出于涌泉，涌泉者，足心也。"

为什么涌泉穴为生命之泉、长寿之穴呢？因为本穴是肾经的井穴，为经气所出，像水之源头，肾之经气来源于足下，犹如源泉之水不断从涌泉而出，输送至各个脏腑组织器官，在人体的生命活动中发挥着重要作用。因此，人们把足称为人体的第二心脏，把涌泉穴称为养生保健、防病治病的长寿之穴。

每晚用温水泡脚，然后取俯卧位，双脚心朝上，制作塔形艾炷，置于涌泉穴上，点燃艾炷，待有温热感时，再换一炷，连续灸 3 壮为佳，每日或隔日 1 次。或用鲜生姜切成薄片，贴于涌泉穴，将艾炷置于姜片上进行艾灸亦可。

对涌泉穴进行搓按、艾灸等，可达养肾护肾、养生保健的作用。对腰膝酸软无力、风湿痹证、神经衰弱、失眠多梦、头痛头晕、耳鸣耳聋、高血压、糖尿病、妇科病、四肢厥冷、脱肛、腹泻、便秘等均有良效。

（4）太溪穴为养肾治肾之要穴

太溪穴为足少阴肾经之原穴，是肾经元气聚集与停留的部位，经常对本穴进行施灸，具有滋肾阴、补肾气、温肾阳的作用，故为养肾、补肾之要穴。特别是在酉时对本穴施灸，其效更佳。亦可双手持艾条，对太溪与昆仑穴同时施灸，一阴一阳，有沟通肾与膀胱、平衡阴阳的作用。灸太溪穴，一方面对肾虚而致的多种病症有防治作用，如肾阳不足，可致腰膝酸软无力、四肢发凉、阳痿早泄、遗尿、小便不利、泄泻、水肿、脏腑功能低下等症。艾灸太溪穴可温补肾阳，促进人体的气化功能，除可治疗上述病症外，对多脏腑的功能活动均有补益作用；肾气与肾精不足，可致人体的生殖发育障碍、男子精子异常、女子排卵不足、不孕不育、月经不调、性功能异常等。太溪穴有补益肾气与肾精、调理胞宫的作用，可防治泌尿生殖系统发育障碍及男女科疾病。经常坚持艾灸，可达到养生保健、养颜美容的目的。

另一方面，灸太溪穴可防治各种慢性肾病。如有一慢性肾炎的病人，腰膝无力，下肢浮肿，尿蛋白（+++），因家在农村，无能力住院治疗，回家后只能服一些中药和利尿药维持，且疗效不佳。他有一个亲戚的儿子在中医学院上学，我教他按摩与艾灸太溪穴与昆仑穴，每日2次；艾灸太溪穴与三阴交穴，每日1次。治疗1个月后，腰膝有力了，下肢浮肿消失，化验尿蛋白（+），又坚持治疗3个月，各种症状消失，化验尿常规正常。

（5）灸然谷有降糖作用，配三阴交"一箭三雕"，防治三高

糖尿病是一种非常常见的疾病，根据流行病学的统计，患病人数有急剧增加的趋势，其严重的并发症已成为危害人类健康的一大杀手。一旦得了糖尿病，因无法彻底治愈，只能靠控制饮食、长期使用降糖药治疗，基本上是一种终生疾病，需要终生用药。

我的一个亲戚也患有糖尿病，问我有没有一种非药物的治疗方法，针灸能否治疗糖尿病？还有一些病人也问我同样的问题。我带着这一问题，对针灸治疗糖尿病进行了研究，发现以前的糖尿病患者以"三多一少"（多饮、多食、多尿、消瘦）为主要症状，而现在的糖尿病患者此类症状只占30%～40%，主要表现为疲乏无力、腰酸腿软、抵抗力下降、头晕口干等，按中医辨证属脾肾不足，或兼有阴虚火旺。据此确定了从脾、肾论治糖尿病的思路，从脾、肾两经中寻求有降糖作用的腧穴，经临床应用，确有降

糖作用。但在应用针灸治疗糖尿病的过程中，有些病人反映，上午针刺后血糖就下降了，到了下午有上升的趋势，是不是像吃西药一样，吃一次不行，一天得吃三次药，于是提出下午再针一次，以保持针灸疗效的持续性，故特将治疗方案改为上午针刺，下午艾灸，晚上在酉时（17～19时）肾经当令时按摩，取得了稳定的降糖效果。在应用然谷穴降糖时，则发现配三阴穴效果更明显，同时还发现有降血脂、降血压的作用。为什么"三高"从脾肾论治呢？中医认为，脾主运化，肾主气化，糖的代谢也要依赖脾的运化与肾的气化功能，如果脾肾功能不好，糖的代谢与利用功能也就失常，血糖就会升高。如脾失健运，水湿停滞，积为痰邪，则可产生肥胖、脂肪肝、高血脂；若痰湿上犯或肾阴不足，阴虚火旺，则可致高血压的发生。然谷与三阴交相配，有补脾益肾、利湿化痰、滋阴降火之功，故能防治"三高"。

9. 手厥阴心包经的养生保健灸法

（1）戌时心包经当令，扶正祛邪护心脏

十二时辰的戌时（19～21时）与手厥阴心包经相对应，此时心包经气血旺盛，是养护心包经的最佳时刻。对心包经进行循经灸，或对本经的重点腧穴进行温和灸，对心包经有养护作用，还可防患于未然，扶正祛邪，以防病邪由心包传入心脏。

（2）手厥阴心包经的循经灸法

沿本经的循行路线进行循经灸，一可养护心包经，二可防治心包经病症，施灸方法参照循经灸法进行。

（3）内关穴为养心治心之要穴

本穴为手厥阴心包经的络穴，八脉交会穴，通阴维脉。经常对本穴进行灸疗有养心护心和增强心功能的作用；特别是在心包经当令时进行施灸，一可缓解心脏疲劳，预防心脏病的发生；二可养心安神，治疗心神不宁而致的神经衰弱、心慌气短、失眠多梦；三可宽胸理气，通心脉而止痛，治疗胸、心、胃、胁、肋的疼痛，故针灸歌中有"心胸取内关"之说；四可降逆和胃，治疗恶心、呕吐、呃逆等；五可对心律失常有双向调节作用，可治疗心动过速或心动过缓；六有镇静安定的作用，对癫痫、狂躁、手足震颤等有一定的治疗效果。

10. 手少阳三焦经的养生保健灸法

（1）亥时三焦经当令，保持三焦畅通

十二时辰中的亥时（21～23时），与手少阳三焦经相对应。三焦是人体气血、水液运行的通道，三焦通畅则人体的气化与脏腑功能正常。三焦不通则会产生很多病证。在此时对三焦经进行循经灸或对本经的重点腧穴进行温和灸，可鼓舞三焦经的经气，促进人体气血、水液的通畅，促进三焦畅通，对三焦经有养护作用，并可防治三焦经的病证。

（2）手少阳三焦经的循经灸法

沿手少阳三焦经的循行路线进行循经灸，一可养护三焦经，二可防治三焦经病证。施灸方法参照循经灸法进行。

（3）三焦经通耳，灸耳门、中渚、外关防治耳病

三焦经的经脉围着耳朵绕了大半圈，耳后、耳内、耳前都会经过，所以耳部的疾病都可以从本经治疗，如耳鸣、耳聋、耳痛等。三焦经的所有腧穴都可用于耳病的治疗，故有"耳脉"之称，但临床常用的是中渚、外关与耳门。中渚为三焦经的输穴；外关为本经的络穴，八脉交会穴，通阳维脉；耳门在面部，当耳屏上切迹的前方，下颌骨髁状突后缘，张口有凹陷处。对以上三穴进行艾灸，可疏通三焦经脉，改善耳部的血液循环，营养耳内神经，防止听力衰退，使你耳聪目明，精力充沛；针灸中渚、外关、耳门穴可通经活络，扶正祛邪，防治耳鸣、耳聋有显效。

回旋灸：施术者手持艾条，点燃一端，从耳尖（角孙穴）开始，缓慢向下移动，经耳后瘈脉、翳风穴至耳垂下，向上至耳前，经听会、听宫、耳门穴至耳尖角孙穴为一圈，往返回旋灸，可持续3～5分钟，局部有温热感为度。

（4）灸支沟穴治便秘，辨证配穴疗效好

支沟穴为手少阳三焦经的经穴，具有清三焦、降气通便之效，为治疗便秘之要穴。但中医治疗便秘，不像西医治疗那样只用泻下通便的一种药，而是通过辨证分型治疗。如以支沟、天枢为主穴，热结便秘时配曲池、大椎；气虚便秘时配气海、三阴交；阳虚便秘时配关元、命门；阴虚肠燥便

秘时配血海、阴郄、照海；肾虚便秘时配肾俞、太溪。这样才能因人因病治宜，治病求本，从根本上解决便秘的问题。

（5）风为百病之长，灸祛风三穴保健康

风、寒、暑、湿、燥、火为自然界的六种气候，过胜则称为"六淫"，成为人体的致病因素，六淫之中风邪致病最为常见，故有"风为百病之长"之说。风病的范围很广，小到伤风感冒，大到风湿痹证，甚则中风昏迷。因此，风病对人类健康的危害很大，祛风在防病治病及养生保健中非常重要。翳风穴在耳垂后方，当乳突与下颌角之间的凹陷处，最简便的取穴法就是把耳垂向后一按，耳垂后缘即是。该穴可预防风邪的侵袭，经常坚持施灸，患伤风感冒、中风面瘫、耳聋耳鸣的机会就会减少。本穴有祛风活络、活血通窍的功用。第一，可治疗面瘫，应把它作为首选穴之一，因为面瘫为风中经络，大部分面瘫患者都有耳后乳突压痛，艾灸或针刺翳风穴有很好的治疗作用。第二，本穴有很好的祛风通窍之功，当你头痛时艾灸本穴，头痛会很快缓解；风池穴为足少阳胆经的腧穴，在颈部，当枕骨之下，与风府穴相平，胸锁乳突肌与斜方肌上端之间的凹陷处。风池穴为祛风之要穴，尤善散头部之风邪，经常艾灸或针刺本穴可防治头颈部诸病，如伤风感冒、头痛头晕、颈椎病等。风府穴位于后颈部中央，后发际正中直上1寸，枕外隆突直下的凹陷中。本穴属督脉的腧穴，处在一个很重要的部位，穴位下为延髓所在，是人体生命中枢的一部分，一旦受风邪的侵袭，就会危及生命，如中风病、小儿脑瘫、小脑共济失调、延髓麻痹、癫痫等病症。翳风、风府、风池为头部祛风三要穴，均在颈后的凹陷之处，所以，它们既是风邪容易聚积之处，又是祛除风邪的要穴。风为"百病之长"，"头顶之上，唯风可到"，只要是风邪而致或与风邪有关的疾病，三穴均可防治。在多风季节，常围围巾，或有风时把衣领竖起来，有防风护穴之效，对养生保健亦有重要作用。

11. 足少阳胆经的养生保健灸法

（1）子时胆经当令，灸疗可养护胆经

十二时辰中的子时（23～1时）与足少阳胆经相对应，子时为阴极而阳生的时候，此时气血流注于胆经，是胆气升发、阳气萌发之时。但这时阳气初生，还比较弱小，需要倍加培育与养护，以守住阳气。故《黄帝内经》中说："凡十一脏取决于胆。"所以，养好阳气，可促进身体健康。在此时对本经进行循经灸或对本经的重点腧穴进行温和灸，有养护胆经的作用。

（2）足少阳胆经的循经灸法

沿本经的循行路线，从眼外部开始至足大趾端止，进行循经灸，一可养护胆经，二可防治胆经的病症。施灸方法参照循经灸法进行。

（3）灸肩井穴可缓解疲劳，防治肩痛

肩井穴在肩部，前与乳中对直，当大椎与肩峰连线的中点处。肩井穴是一个很重要的部位，当人们工作久了，就会感觉劳累，肩部酸困，经常对肩井穴进行灸疗，有很好的防治作用，并对肩关节疼痛、肩周炎、肩部功能活动受限、肩部肌肉酸痛等，有很好的疗效，常与肩髎、肩贞、肩髃穴配合施灸。

（4）灸阳陵泉，可护胆治胆

阳陵泉为足少阳胆经的下合穴，八会穴之筋会。胆有分泌和排泄胆汁的功能，胆汁排泄于肠胃，有助于消化，特别是对油脂可起消化作用。经常灸疗阳陵泉，有利胆、助消化之功。如胆腑的功能失常，可引起胆囊炎、胆结石、黄疸、胆汁返流性胃炎等病，常见胁痛、口苦、目黄、身黄、尿黄、纳差等症。灸疗本穴，可防治以上病证。在阳陵泉下 1 寸还有一个胆囊穴，常与阳陵泉配伍治疗胆囊疾患，有很好的疗效。

阳陵泉为八会穴之筋会，不但能疏肝利胆，还可舒经活络，通痹止痛。经常灸疗阳陵泉，可强壮筋骨，使肢体活动有力，预防筋脉早衰；对半身不遂、下肢痿痹、筋脉拘挛等症，也有很好的治疗作用。

12. 足厥阴肝经的养生保健灸法

（1）丑时肝经当令，灸疗可养肝护肝

十二时辰中的丑时（1～3 时）与足厥阴肝经相对应，此时已夜深人静，正是人们熟睡的时候，劳累了一天的肝该好好休息了。《黄帝内经》中说："人静则血归于肝。"所以，此时人一定要进入睡眠，才能发挥肝藏血的功能。通过一夜的休息，养好了肝气，也养好了肝血。在此时对本经进行循经灸或对本经的重点腧穴进行温和灸，对胆经有养护作用，并可防治胆经的病症。

（2）足厥阴肝经的循经灸法

施术者手持艾炷，将一端点燃，从大敦穴开始施灸，缓慢向胆经循行的路线移动，至目系为止。具体施灸方法参照循经灸法进行。本法一可养肝护肝，二可防治肝经病症。

（3）灸太冲可疏肝理气

太冲为肝经的输穴与原穴，位于足背部，当第1跖骨间隙的后方凹陷处。

人体的气机主要由肝来疏泄，肝气不舒会引发很多病症，太冲穴具有很好的疏肝理气的作用，所以又称人体的"消气穴"。当你心情不好、烦躁、想发火时，说明肝的疏泄功能不好了，可用拇指或食指按住太冲穴，由轻到重，揉按2～3分钟，便会心情愉悦，神清气爽了；若见到胁胀或疼痛、胸闷太息、郁闷焦虑等症，是肝气郁结的缘故，此时可对太冲穴施灸，症状就会减轻。肝气郁结，会导致气郁化火，肝火上炎，肝阳上亢就会头痛头晕、目赤肿痛；或肝郁气滞，出现经血不调、痛经、乳房胀痛等，灸本穴可有防治作用。

（4）灸章门、期门，养肝治肝病

足厥阴肝经有两个募穴，那就是章门和期门，它们有很好的养肝与治疗肝病的作用。章门穴为脾募穴，也是八会穴的脏会，位于侧腹部，当第11肋游离端的下方。期门穴，为肝募穴，位于胸部，当乳头直下，第6肋间隙，距前正中线旁开4寸。

肝在人体的胁肋下，章门、期门循行于胁肋部，又是脾募穴和肝募穴。灸疗二穴，一可疏肝理气，顺其肝的条达之性，气最易伤肝，舒畅则肝脏强健；二可健脾疏肝，章门为脾之募穴，期门为肝之募穴，脾健则肝不受邪，肝失疏泄则横逆犯脾胃；三可舒筋通络，保持肝脉的通畅。因此，灸疗章门、期门穴，有保肝护肝、预防肝病的作用，是我们随身携带的护肝"良药"。

得了肝病，如肝炎、肝硬化、脂肪肝等，可以选用章门、期门穴进行灸疗，均可缓解症状，防止症状的进一步加重或发展。此外，肝失疏泄而致的胸胁胀痛、抑郁、月经不调、痛经等，或疏泄太过引起的头痛头晕、烦躁易怒等，都可通过灸疗这两穴获得很好的疗效。

13. 任脉的养生保健灸法

（1）任主胞胎，为养生之本

任脉起于胞中，为人体的生育、生殖和生长之根本。《黄帝内经》说："女子二七而天癸至，任脉通，太冲脉盛，月事以时下，故有子。""七七任脉虚，太冲脉衰少，天癸竭，地道不通，故形坏而无子也。""天癸"者，即"精气"也，肾中精气滋养任脉，任脉畅通，则能生育子女；子女出生以后，随着年龄的增长，任脉之精气逐步充养，又促进了人体的生殖发育，故不孕不育、发育不良可从任脉论治。

①任脉温和循经灸可助孕助育

任脉虚衰或任脉不通，可引起女子的子宫发育不良、月经不调、排卵功能障碍、卵巢功能低下等，男子精子稀少、精子活动力低下等，均可导致不孕不育。将艾条的一端点燃，距离皮肤2～3cm，从神阙穴开始，沿着经脉循行向下熏灸至曲骨穴，以局部有温热感而无灼痛为宜，上下循灸，一次约3分钟，早、晚各2次。

②药物铺灸可防治宫冷不孕、精少不育

女子肾阳不足，任脉虚寒，则胞宫寒冷，可致不孕。如同一间房子太冷，生命则不能生存一样。再者，寒冷则凝，任脉瘀滞不通，则胞宫阻塞，女子则卵子排出不畅或输卵管不通，男子排精不畅或输精管阻塞，亦可引起不孕不育。取关元、气海、中极、曲骨穴组成铺灸穴区，药用养宫散，将鲜生姜捣烂如泥，做成姜饼（宽5cm、厚3cm），铺设在穴区上，然后将下宽上窄的艾炷置于姜饼上，分上、中、下三处点燃艾炷，让其慢慢燃烧，以有温热感而无灼痛为宜。本法可通经祛瘀，对肾阳虚衰、经脉虚寒、宫冷不孕、精少不育有很好的疗效。

（2）任脉的循经灸法

施术者手持艾条，将一端点燃，距离皮肤2～3cm，从承浆穴开始，缓慢向下移动，经廉泉、天突，沿人体前正中线，经膻中、中脘、关元、气海、中极、曲骨至会阴止，复从会阴至承浆穴为1次，每次约20分钟，隔日 1 次或每周 1 次。

对任脉进行循经灸，一可养护任脉，对任脉起养生保健作用；二可调理冲任，防治任脉病症。

（3）灸任脉穴，防治男女科病症

取任脉的关元、中极、曲骨三穴，配新发现的三阴穴（平耻骨联合左侧的腹股沟为夹阴Ⅰ，平耻骨联合右侧的腹股沟为夹阴Ⅱ，会阴穴与阴囊根部的中点为重阴穴），对以上腧穴进行温和灸、隔姜灸、药物铺灸，可治疗男性阳痿、早泄、遗精、前列腺炎、前列腺增生，女性盆腔炎、附件炎、月经不调、痛经、子宫脱垂、尿潴留、尿失禁，均有很好的临床疗效。

（4）灸关元养生保健，延年益寿

第一，"元"，指元气，是禀受于父母的原始之气，是人体的元阴元阳所属之处，所以关元称为"元阴元阳之所"，为先天之本。第二，关元是任脉一个很重要的穴位，任脉为阴脉之海，是女子孕育胎儿、男子藏精之所，故女子称为胞宫，男子称为精宫。关元正处在两肾之间，孕育元阴元阳，是人体生殖发育的根本。第三，关元穴还有一个神奇的名称——丹田，在脐下 3 寸。丹田为练气功者修炼精、气、神的地方，很多功法的重要一步叫"意守丹田"。因为丹田在两肾之间，是元气所在之处，丹田之气充盛，任、督二脉自然畅通，十二经脉也随之畅通。意守丹田，可炼精化气，促进人体的气化功能，自然可以强身健体，延年益寿。

《扁鹊心书》说："每夏秋之交，即灼关元千炷，久久不畏寒暑……人至三十，可三年一灸脐下三百壮；五十，可二年一灸脐下三百壮；六十，可一年一灸脐下三百壮，令人长生不老。"从以上记载可以看出，古人很早就把灸关元作为延年益寿的方法，而且对施灸的时间也有选择，以夏秋之交为佳，也就是秋分时节。为什么选择此时节呢？因为养生要适应自然界阴阳的变化规律，一年之计在于春，阴气渐弱，阳气开始升发；到了夏季，阳气已盛，要顺应自然，可"春夏养阳"；过了夏至，自然界的阳气渐弱，阴气渐盛，人体的阳气就需收敛。在此时艾灸关元穴，就是为了培补元气，收敛阳气。古人对艾灸的年龄、壮数也有要求，依据个人的体质，艾炷的大小也有差异，不必拘泥。总之，要因人、因病而异，一般年龄大的人，病程长，体质虚，慢性病多，施灸的时间可长一些，壮数可多一些。灸关元穴的方法有很多，有温和灸、雀啄灸、回旋灸、隔姜灸、温针灸、药物铺灸等，可选择应用。

关元穴艾灸的养生保健作用功不可没。《备急千金要方》说："凡入吴蜀地游宦，体上常须三两处灸之，勿令疮暂瘥，则瘴疠瘟疟毒气不能着人也。"说明艾灸有预防传染病和治未病的作用。《扁鹊心书》又说："人无病时，常灸关元、气海、命门、中脘，虽未得长生，亦可保百年寿矣。"说明艾灸关元穴有很好的养生保健作用，它可激发人体正气，提高免疫功能，增强抗病能力，使人精气充盛，长寿不衰。

（5）灸膻中可使心胸开阔，身体安康

膻中为心包的募穴，八会穴之气会。中医称膻中为"气会"。脾胃化生的水谷之气，肺呼吸的自然界清气，在胸中合为"宗气"，宗气藏于膻中，故膻中为气会。气是维持人体生命的重要物质，也是维持人体生命活动的重要动力，故人体生命活动的功能都是在气的推动下进行的。膻中为宗气所聚之处，又处在一个非常重要的位置，它位于胸之内，两肺之间，旁为心脏，上为咽喉，下为胃腑。膻中之气可调肺气而助呼吸，灌心脉而行气血，疏肝气而调情志，行胃气而助消化等。故膻中之气是维持人体生命活动和健康的保证，如气机升降出入失调，就会产生很多病证。灸膻中穴有补益元气的作用，"正气存内，邪不可干"，为养生保健之要穴；又有宽胸理气、行气活血的作用，可防治慢性咽炎、梅核气、胸痛、冠心病等。

14. 督脉的养生保健灸法

（1）督脉"总督诸阳"，灸之可通督温阳治百病

督脉能"总督诸阳"，为"阳脉之海""阳脉之纲"。因为所有阳经都交会于督脉，如与手、足三阳经交会于大椎，与阳维脉交会于风府，与带脉交会于第2腰椎。所以，督脉畅通才能统领阳经，统领全身阳气。如督脉不通，就会产生阳经诸病与其他病证。因此，通督温阳为督脉的养生保健大法。

①督脉的循经灸法

施术者手持艾条，将一端点燃，距皮肤2～3cm，从长强穴开始，缓慢

向上移动，经腰俞、腰阳关、命门、至阳、身柱、大椎、风府、后项、百会、前顶、神庭至人中穴止，复从人中向上沿头顶百会向下至长强穴止为 1 次，每次约 20 分钟，隔日 1 次或每周 1 次。

本法对整条经脉进行循经灸，一可调养督脉，对督脉起养生保健作用；二可通督温阳，防治督脉失调而致的各种病症。

②督脉长蛇灸，通督温阳效力大

从督脉的大椎穴开始至尾椎铺置下宽上窄的艾炷如长蛇状，然后点燃并让其自然燃烧，有灼热感而不能忍受时，将艾炷去除即可。保健灸时，一般灸 1 壮；治疗疾病时，可视病情的严重程度，灸 2 ～ 5 壮。本法在三伏天应用可"冬病夏治，未病先防"，对慢性支气管炎、过敏性鼻炎、慢性咽炎、反复感冒、阳虚怕冷、风湿等病证都有很好的防治作用，三伏天也是保健灸的最佳时机，取"春夏养阳"之意。

本法有通督壮阳、调节脏腑、祛风利湿、活血通络的功效，对颈椎病、胸腰椎疾患、骨质增生、椎间盘突出、强直性脊柱炎、风湿、类风湿、痛风等均有很好的治疗效果。

（2）命门火不可息，温通全身保健康

命门穴在腰部，位于两肾之间，第 2 腰椎棘突下凹陷中，与肚脐相平。命门者，为生命之门，与人的性命相关，命门之火就是人体的阳气，人们习惯把寿命叫做"阳寿"。命门之火是人赖以生存的物质动力，保护好命门，对养生保健和防病治病是非常重要的。

经常灸疗命门穴，一可强身固本，壮筋骨，强腰膝，延缓人体衰老；二可健脑益智，防治脑萎缩、老年性痴呆、头脑空虚、失眠健忘等；三可温肾助阳，防治性功能衰退、阳痿、早泄、妇女经寒、月经不调、痛经、闭经、性冷淡、更年期综合征等；四可散寒通痹，防治四肢不温、腰膝冷痛、下肢痿痹；五可温肾纳气，防治慢性咳喘、呼多吸少等；六可温脾胃之阳，防治脾虚泄泻、胃寒饮食不化等。

（3）灸百会，为头部养生保健之要穴

百会穴在头部，当前发际正中直上 5 寸，或两耳尖连线的中点处。

①头为清窍，灸百会可通窍提神

头为清窍，内藏清阳与脑髓，亦称"脑窍"，为人体中枢神经系统所在，生命所系，思维所在，故脑窍不可不通。当你感到头晕脑胀，精神不佳，思维迟钝时，灸疗百会穴，就会感觉头脑清醒，精神清爽，思维敏捷，精力充沛，因为人的精气均聚集在此处。灸疗百会穴，可疏通头部经脉，通窍止痛，为治疗头痛之要穴；还可治疗耳聋、鼻塞等七窍不通的病证，可达"一窍通而百窍通"之目的。

②头为清阳之府，灸百会穴可升阳举陷

头在人体顶部，上接天阳之气，人体所有的经脉均上达头面，故头为"诸阳之首""清阳之府"。百会穴就是阳气最集中之处，灸疗本穴可升阳，使人头脑清醒，思维敏捷。当阳气不足而下陷时，就会引起下垂的病证，如眼睑下垂、胃下垂、子宫脱垂、脱肛、遗尿、血压低等。在百会穴进行回旋灸、雀啄灸、艾炷灸、铺灸，可预防和治疗以上病证。

③头为元神之府，灸百会穴可健脑安神

中医认为，心主神志，同时也认识到脑与神志有密切的关系。如果用脑过度就会伤神，脑髓不足，则不能养神，进而出现神志不安的病证，如失眠多梦、惊悸等。百会穴有健脑安神的作用，在百会穴的前、后、左、右各1寸有四个穴位，叫四神聪，有安神定志的作用，灸疗时与百会穴一起应用，健脑安神的作用更佳。艾灸时，可制作能覆盖百会与四神聪的椎形艾炷，灸2～3壮。以上方法最好在晚上睡觉前应用，对失眠多梦、惊悸有较好的治疗效果，亦可防治中风、癫痫。

④脑为髓海，灸百会可防治老年性痴呆

脑内充满脑髓，故为髓海，为人体神志功能的根本所在，阳气和脑髓对头脑有着重要的充养作用。督脉与膀胱经都直通入脑，均交会于百会穴，故百会穴对脑髓与神志功能有重要的调节作用。

老年性痴呆，是由于肾精和阳气随着年龄的增大而逐步衰退，髓海不足而失养，出现了轻度的认知障碍所致。经常灸疗百会穴，可预防老年性痴呆的发病，对老年性痴呆也有很好的治疗作用。

第六节　益智健脑

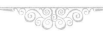

中医学认为，脑藏于颅腔之内，由髓汇聚而成。《黄帝内经》曰"脑为髓海"，"诸髓者，皆属于脑"，"脑为元神之府"。人的精神意志、思维记忆、语言等，主要依赖于脑，是人体功能活动的中枢。脑髓充足，则脑的发育健全，思维敏捷，意识清晰，记忆力强，语言流利，精力充沛；如髓海空虚，脑失所养，则思维失灵，反应迟钝，记忆力差，精神衰疲等。

脑对人体生长发育、强壮、衰老发挥着非常重要的作用，所以脑的养生保健应用于人的一生之中。如在幼儿时应用，可促进脑的发育健全，预防智力发育不足，治疗小儿脑瘫等病症；在中青年时应用可健脑益髓，使精力充沛，增强工作能力；在老年时应用可延缓脑的衰老，防治老年性痴呆、脑萎缩、脑血管疾病等。

（一）药物铺灸疗法

1. 百会穴区灸法

【组成】由百会、四神聪、前顶穴组成，从后神聪始到前神聪、前顶穴止，旁及左右神聪穴。使隔灸物覆盖约长 10cm、宽 4cm 的区域。

【方解】百会为足太阳之会，有醒脑开窍、补益脑髓、升阳举陷之功；四神聪有安神镇静的作用；前顶有醒脑通络之效。诸穴合用，有补益脑髓、益智健脑与养生保健的功效。

【方法】取坐位，在施灸穴区铺撒益智健脑散，在其上放置灸饼，再放置艾炷，点燃后施灸，一炷灸完后再续一壮灸之，连续灸 3 ～ 5 壮，1 日 1 次，7 次为 1 个疗程。

2. 配穴灸法

【处方】取百会、关元、肾俞、绝骨穴。

【方解】百会穴在头顶正中，为诸阳之会，脑髓之中心，各经络汇聚之处，为益智健脑之主穴；又为百脉之宗，故能通达全身，连贯全身经穴，对机体的生理功能起平衡作用。关元属任脉，是人体元气所属之处，任脉的循行上达脑部，为人体正气与脑髓之根本。肾俞为肾之背俞穴，肾主藏精，生髓通于脑，以养脑髓。绝骨为八会穴之髓会，有补益脑髓的作用。诸穴配伍施灸，可达益智健脑之目的。

【**方法**】先取坐位，将益智健脑散铺撒于百会穴的皮肤上，后将姜饼置于药末之上，再将艾炷置于姜饼之上进行施灸，每次 3 ～ 5 壮；后取仰卧位，灸关元、绝骨；再取俯卧位，灸肾俞，方法同百会穴灸法。

（二）其他灸法

对百会、关元、肾俞、绝骨等穴进行直接灸法、艾条灸法、隔物灸法、温针灸法等，方法见养生保健的常用灸法中的有关章节。

第七节　聪耳明目

中医学认为，"肝开窍于目，肾开窍于耳"。目得肝血的滋养而能视，耳得肾精的滋养而能听，故耳、眼的生理功能与病理变化主要与肝肾有关。另外，眼、耳的生理功能与气血的滋养、经络的畅通密切相关。气血不足，经络不畅，也是导致耳、眼疾病与衰老的重要因素。聪耳明目灸法应从肝肾入手，疏通经络为法。

1. 药物铺灸疗法

取肝俞穴区、肾俞穴区，药用聪耳明目散，可滋养肝肾，达聪耳明目之效，其方法参照穴区灸法。

2. 循经灸法

取肝经与肾经进行循经施灸，以补益肝肾。伴气血不足者配足阳明胃经，以补益气血，达养生保健之目的，方法参照循经灸法。

3. 循回灸法

施术者手持艾条，点燃一端，眼部从睛明穴开始，缓慢向上后向外移动，经眉中至眼外眦（丝竹空穴），向下再向内经承泣穴至睛明穴为一圈，往返循回灸，可持续 2～3 分钟，局部有温热感为度；耳部从耳尖上（角孙穴）开始，缓慢向下移动，经耳后瘿脉、翳风穴至耳垂下，向上至耳前，经听会、听宫、耳门穴至耳尖角孙穴为一圈，往返回旋灸，可持续 3～5 分钟，局部有温热感为度。并注意保护好眼、耳，以免烫伤。回旋灸法可疏通眼、耳之经脉，以达聪耳明目与养生保健之目的。

4. 配穴灸法

【处方】取肝俞、肾俞、光明、太冲、太溪穴。

【方解】肝俞为肝之背俞穴，肾俞为肾之背俞穴，具有补益肝肾的作用，并肝肾同治，乙癸同源，为聪耳明目之主穴；太冲为肝经之原穴与输穴，具有平肝潜阳、清肝明目的作用；太溪为肾经之原穴与输穴，具有补肾气、益肾精之功，可达聪耳明目与防治眼、耳病之目的。

【方法】先取俯卧位，灸肝俞、肾俞穴；后取仰卧位，灸光明、太冲穴；再取侧卧位，灸太溪穴。药用聪耳明目散，方法参照配穴灸法进行。

5. 其他灸法

取肝俞、肾俞、光明、太冲、太溪穴，可选用直接灸法、隔物灸法、艾条灸法、温针灸法等，方法见养生保健常用灸法中的有关章节。

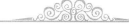

第八节 固齿乌发

中医学认为，肾主藏精，主骨生髓，"齿为骨之余"，其华在发，又"发为血之余"。肾之精气对牙齿、毛发有滋养作用。如肾虚、血虚则会引起牙齿与毛发的生长迟缓、牙齿稀疏、牙齿松动、头发早白与脱发等衰老现象。因此，齿、发的养生保健应以补肾补血为法。

1. 药物铺灸疗法

取肾俞穴区、脾俞穴区，药用养生保健散施灸，以达补肾补血与养生保健之目的，其方法参照有关章节的穴区灸法。

2. 配穴灸法

【处方】取肾俞、脾俞、百会、三阴交、太溪穴。

【方解】肾俞为肾之背俞穴，有补益肾精之功，为乌发固齿之主穴；脾俞为脾之背俞穴，有益气健脾之功，一可补后天以养先天，二可补益气血，以养齿发；百会有健脑益智、布散阳气与营养物质的作用，可养发乌发；三阴交为肝、脾、肾经之交会穴，可养血益智，生发固齿；太溪为肾经之原穴与输穴，可补肾气，益肾精，以达固齿乌发之目的。

【方法】先取俯卧位，灸肾俞、脾俞穴；后取坐卧位，灸百会穴；再取侧卧位，灸三阴交、太溪穴。其灸法参照有关章节的配穴灸法。

3. 其他灸法

取肾俞、脾俞、百会、三阴交、太溪穴，可选用直接灸法、隔物灸法、艾条灸法、温针灸法等，方法见养生保健常用灸法中的有关章节。

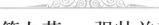

第九节　强壮益寿

强壮益寿灸法，是历代医家长期积累的丰富经验，不但可以强身健体，而且可以延年益寿，以达养生保健之目的。

（一）常用强壮益寿灸穴

百会、膻中、中脘、关元、气海、命门、足三里、三阴交、养老、涌泉等穴。

（二）足三里瘢痕灸法

【灸法】将制作好的艾炷直接放置在足三里穴，点燃艾炷，待其缓慢燃烧，由温热感至灼痛感，灸完一炷，再续一炷灸之，连续灸 2 ～ 9 壮，灸完之后在施灸部位贴敷三黄膏，局部可结痂，结痂脱落后形成瘢痕，故称为瘢痕灸。

【按语】足三里是历代医家推崇的强壮益寿要穴，故有"若要身体安，三里常不干"之说。瘢痕灸刺激强度大，形成瘢痕可持续发挥效能，是较常用的强壮益寿灸法。

（三）神阙隔物灸法

【灸法】一是将姜片或姜饼、附子饼敷于肚脐之上（即神阙穴），在其上放置艾炷，点燃艾炷施灸，一炷灸完后再续一炷灸之，一般灸 3 ～ 5 壮，可根据体质强弱，1 周 1 次或 1 个月 1 次。灸疗结束后，去除隔灸物，擦净皮肤即可。二是将盐或养生保健散填入肚脐内，然后放置姜饼，再将艾炷置于其上，点燃艾炷施灸，灸完一壮后再续一壮，一般需灸 3 ～ 5 壮，完成艾灸的壮数后，去除艾炷与艾灰，用医用胶布固定留灸，1 ～ 3 小时后或没有温热感时，去除盐或药末，用消毒棉球擦干净即可。

【按语】神阙穴为强壮益寿的重要腧穴，为真气汇聚之处与孕育生命之穴，它在经脉的正中线脐窝部，上连心肺，中经脾胃，下通肝肾，内有肠腑，后连督脉，冲任带脉从脐部循经而过，与人体各脏腑及组织器官密切相关。另外，胎儿在母体内靠脐带吸收营养物质，维持其正常的发育，胎儿出生后该穴继续发挥着重要的滋养作用，并蕴藏着巨大的潜能。故灸疗本穴有强壮益寿的功效，在灸疗时在脐内填入养生保健散，起灸疗与药效的双重功效，留灸可持续发挥作用。

（四）关元与命门相对穴灸法

【灸法】先取俯卧位，在命门穴的皮肤上铺撒养生保健散，后在其上放置姜饼，再将艾炷置于姜饼之上，点燃艾炷进行施灸，连续灸 3 ～ 5 壮，灸完后去掉艾炷与艾灰，用医用胶布固定留灸；再换仰卧位取关元穴，灸法同命门穴。

【按语】关元为任脉穴，又为募穴，具有补益正气之功；命门为督脉穴，具有温补真阳与肾气之效。两穴一前一后，一阴一阳对应，互相贯通，维持人体阴阳平衡与各脏腑组织器官的生理功能。两穴都是人体重要的强壮益寿穴，对养生保健有着极其重要的意义。

（五）配穴灸法

处方一

【取穴】足三里、关元、神阙。

【灸法】药用延年益寿散，方法参照配穴灸法。

处方二

【取穴】关元、中脘、足三里、三阴交。

【灸法】同上。

【按语】诸穴配伍，有强壮益寿之功效，更适应偏于脾胃虚者。

处方三

【取穴】关元、命门、脾俞、肾俞穴。

【灸法】同上。

【按语】诸穴配伍，有强壮益寿的作用，更适应于偏脾胃两虚与脾肾阳虚者。

处方四

【取穴】膻中、肺俞、心俞穴。

【灸法】同上。

【按语】诸穴配伍，有强壮益寿之功效，更适应于偏心肺两虚者。

处方五

【取穴】中元、气海、肝俞、胃俞穴。

【灸法】同上。

【按语】诸穴配伍，有强壮益寿之功，更适应于偏肝胃不和者。

处方六

【取穴】膻中、心俞、脾俞、三阴交穴。

【灸法】同上。

【按语】诸穴配伍，有强壮益寿之功，更适应于偏心脾两虚者。

处方七

【取穴】关元、肝俞、肾俞穴。

【灸法】同上。

【按语】诸穴配伍，有强壮益寿之功，更适应于偏肝肾两虚者。

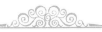

第十节 防病养生

所谓防病，就是中医"治未病"（未病先防）的思想。《黄帝内经》中曰："不治已病，治未病；不治已乱，治未乱。"这一理念过去了几千年，仍然是最先进、值得推广应用的法则，并被历代医家所重视，现代的预防医学也由此而来。《扁鹊新书》说："保命之法，灼艾第一。""人于无病时，常灸关元、气海、命门……虽未得长生，可得百余岁矣。"说明灸法有防病与养生保健的作用。

一、药物铺灸疗法

1. 穴区灸法

【组成】取关元穴区、肺俞穴区。

【灸法】先取仰卧位，灸关元穴区；再取俯卧位，灸肺俞穴区。药用玉屏风散或养生保健散，方法参照穴区灸法进行。

【按语】关元穴区有补益正气的作用，可提高人体的免疫力，以防病治病；肺俞穴区有补益肺气与固护肌肤等作用，可防外邪侵袭，以达防病与养生保健的目的。

2. 配穴灸法

【处方】取肺俞、风池、足三里穴。

【灸法】先取俯卧位，灸肺俞；后取侧卧位，灸风池；再取仰卧位，灸足三里。药用玉屏风散或养生保健散，方法参照配穴灸法进行。

【按语】肺俞为肺之背俞穴，具有补益肺气、固护肌表的作用，可抵御外邪侵入；足三里为胃俞之合穴，为人体强壮穴之一，可补益脾胃，促进气血的生化，以增强机体的抵抗力；风池有祛风散邪之功，与肺俞、足三里相配伍，以扶正祛邪，可预防感冒，对体虚反复感冒者尤为适用。

二、直接灸

【处方】取肺俞、足三里、大椎、风门、合谷穴。

【灸法】先取仰卧位，灸足三里、合谷穴；后取俯卧位，灸肺俞、大椎、风门穴。在以上腧穴部位直接放置艾炷，点燃后施灸，亦可进行隔姜灸、隔附子灸、温和灸。

【按语】肺俞与足三里具有补益正气的作用，使"正气存内，邪不可干"，可增强抗病能力，预防疾病的发生，以达"治未病"的目的；大椎可疏散风热邪气，风门可疏散风寒之邪，与合谷相配，可预防流感等传染病。诸穴合用，可扶正祛邪，以达防病与养生保健的目的。

平常多以补益正气的腧穴为主，配以各种防病又祛邪的腧穴，协同组成有效灸方，应用不同的灸法，可达防病、养生保健之目的。

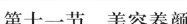

第十一节　美容养颜

随着年龄的增长，容颜衰老是一种自然现象，若保养不当或生病，则会出现面容不华、容颜衰老。若能掌握正确的灸法，可起到养颜防衰的作用。

一、面部灸法

【取穴】头维、阳白、太阳、四白、迎香、地仓、颊车等穴。

【操作】

1.艾条温和灸，每穴 5 ～ 10 分钟，每日 1 次。

2.隔姜灸法，即在腧穴上放置姜片，然后在姜片上放置艾炷，每穴 2 ～ 3 壮，隔日 1 次。

3. 对准腧穴做雀啄灸法，每穴 2～3 分钟，每日 1 次。

4. 对准腧穴做回旋灸法，每穴 2～5 分钟，每日 1 次。

5. 药物铺灸法，即先在腧穴上撒美容祛斑散，后放置姜饼与艾炷施灸，每穴 2～3 壮，隔日 1 次。

二、循经灸法

先对循行于面部的足阳明胃经施循经灸，施术者手持艾条，将一端点燃，距皮肤 2～3cm，从承泣穴开始，逐渐慢慢下移，经四白、颧髎、迎香、地仓、大迎、颊车、下关至头维，复从头维至承泣为 1 次，每次 5 分钟左右，每日 1 次。

后根据面容衰老的表现，分析其与经脉的联系，确定灸何经脉，然后对整条经脉进行循经灸，并在经脉的重点腧穴多灸一会儿，方法参照循经灸法。

三、药物铺灸法

根据容颜衰老与脏腑的关系，选取相关的腧穴与穴区，铺撒美容祛斑散或养生保健散。方法参照药物铺灸疗法中的配穴灸法与穴区灸法。

四、月经间歇期灸法

在月经间歇期，取关元、归来、足三里、三阴交、肝俞、肾俞、太冲穴，可选择艾条温和灸、隔姜灸、雀啄灸、回旋灸、药物铺灸等方法施灸，方法参照有关章节，每日 1 次。

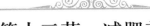

第十二节　减肥养生

肥胖症是指人体脂肪积聚过多，体重超过标准 20% 以上者。轻者感到乏力、气短、易疲劳、不愿活动、嗜睡、多汗等，重者可引起脂肪肝、高血压、高血脂、冠心病、糖尿病等，成为世界范围内威胁人类健康的现代病之一。灸法简便易行，无副作用，对减肥有一定的疗效。

一、悬灸

【取穴】中脘、脾俞、胃俞、三焦俞、丰隆、阴陵泉、三阴交、阿是穴等。

【操作】将艾条一端点燃，对准所取腧穴或肥胖部位施以温和灸、雀啄灸、回旋灸，方法可参照有关章节进行，每穴 10 ～ 15 分钟，每日 1 次，10 次为 1 个疗程，连续灸 3 ～ 5 个疗程。

二、隔姜灸

【取穴】同悬灸减肥取穴，并根据肥胖部位进行配穴，如腹部配天枢、中极、大横等，大腿部配风市、梁丘、伏兔等。

【操作】将姜片放置在腧穴或肥胖部位，并在其上放置艾炷施灸，每穴或肥胖部位 3 ～ 5 壮，每日或隔日 1 次，10 次为 1 个疗程，休息 2 日后再行下一疗程，连续治疗 3 ～ 5 个疗程。

三、药物铺灸法

1. 穴区灸法

【取穴】腹部取中脘穴区、神阙穴区、关元穴区、带脉穴区、阿是穴区；腿部取风市穴区、血海穴区、胃肠穴区、丰隆穴区、阿是穴区。

【操作】在穴区或肥胖部位铺撒降脂减肥散，后铺置姜饼与艾炷施灸，具体方法参照药物铺灸疗法的相关章节。

2. 配穴灸法

取穴同隔姜灸法，先将降脂减肥散撒在施灸部位，后将姜饼放置在药末上，再将艾炷置于姜饼上施灸，每穴 3 ～ 5 壮，每日或隔日 1 次，7 次为 1 个疗程，连续灸 3 ～ 5 个疗程。

第十三节　戒烟养生

吸烟有害健康，已被世界公认。很多疾病的发生都与吸烟有关，特别是各种恶性肿瘤的发病，如肺癌、鼻咽癌、喉癌、膀胱癌等，与吸烟有着非常密切的关系。虽然人们已认识到吸烟的危害，但烟瘾很难戒除，灸法对戒烟有一定疗效，可推广应用。

一、药物铺灸疗法

1. 穴区灸法

取百会、四神聪组成穴区，先在穴区铺撒戒烟散，后置姜饼与艾炷施灸，方法参照穴区灸法。

2. 配穴灸法

取列缺、太渊、戒烟穴（位于阳溪与列缺之间，距阳溪一拇指的凹陷处）、肺俞、心俞。药用戒烟散，方法参照配穴灸法。

二、其他灸法

【取穴】列缺、太渊、戒烟穴、肺俞、心俞。

【操作】可用温和灸、雀啄灸、隔姜灸，每穴 2 ～ 5 分钟，每日 1 ～ 3 次，10 次为 1 个疗程，连续治疗 3 ～ 5 个疗程。如烟瘾犯时，可随时灸之。

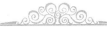

第十四节　戒酒养生

酒有活血通络、加强血液循环的作用，故适量饮酒对身体有益，而饮酒过量，甚则酗酒，则对身体有害。长期过量饮酒，轻者注意力下降，头脑不清醒，疲倦乏力，记忆力减退等。重者，可引起多种疾病，一可刺激胃黏膜，引起或诱发急慢性胃炎、胃与十二指肠球部溃疡；二可使心跳加快，血管扩张，引起或诱发心脑血管疾病；三可加重肝脏负担，诱发或引起肝病，如肝硬化等；四可引起慢性酒精中毒，甚至呼吸中枢麻痹而死亡。因此，患有以上病症者需戒酒，酒精成瘾者一定要戒除酒瘾。灸法有戒除酒瘾的作用，并对酒量过度而致的多种病症有防治作用。

【取穴操作】

1. 取胃俞、心俞、肝俞、中脘、阴陵泉、丰隆、三阴交穴。对以上腧穴进行温和灸，每穴 2～5 分钟，每日 1 次；或隔姜灸，每穴 2～3 壮，每日 1 次。在酒瘾发作时，可随时灸之。

2. 对以上腧穴进行药物铺灸，药用解酒散，施灸方法参照药物铺灸疗法中的配穴灸法。

【按语】饮酒首先伤胃，取胃俞、中脘，以养胃护胃；长期饮酒会造成心理依赖，并可伤肝，心俞、肝俞以养心护肝；阴陵泉、丰隆、三阴交，可健脾利湿化痰，排除酒毒。药物铺灸疗法中所用解酒散，有解酒戒酒作用，灸药结合，起效更显。

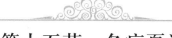

第十五节　冬病夏治

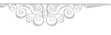

"冬病"指好发于冬季，或在冬季加重的疾病；"夏治"是指夏季这些疾病有所缓解，在其发作缓解季节，辨证论治，以预防冬季复发，或减轻其症状。

冬病夏治灸法，根据《黄帝内经》"春夏养阳，秋冬养阴""四时治宜""标本兼治，重在治本"的原则，在人体的腧穴上施灸，以培补元气，养其内虚之阴阳，助生长之能，扶正祛邪，以达养生保健、防病治病之目的。

一、养生保健灸法

在三伏天选取具有养生保健、延年益寿作用的常用腧穴施灸，达养生保健之目的。

【取穴】膻中、中脘、足三里、三阴交、百会、涌泉。

【操作】对以上腧穴进行艾炷灸、艾条灸、药物铺灸时，在腧穴上撒养生保健散，铺置姜饼与艾炷施灸，具体方法参照有关章节。

二、脏腑保健灸法

【取穴】肺俞、心俞、肝俞、脾俞、肾俞、胆俞、胃俞、大肠俞、小肠俞、膀胱俞、三焦俞。

【操作】对脏腑的背俞穴进行艾炷灸、艾条灸、药物铺灸等法。一可对所有脏腑背俞穴同时施灸，脏腑同调；二可有针对性地对某一脏腑背俞穴施灸，分别调理。

三、防病治病灸法

冬病夏治灸法，常用于以下病症的防治：

1.慢性支气管炎、哮喘、过敏性鼻炎、慢性扁桃体炎、慢性咽炎、反复感冒等呼吸道疾病。

2.痛经、月经不调、更年期综合征等虚寒性的妇科疾病。

3.慢性胃炎、慢性腹泻、长期便秘而虚寒者。

4.风寒痹证、怕风怕冷者。

5.小儿遗尿、腹泻等。

对以上病症，要辨证论治，辨证配穴，根据配穴的原则与方法，选取相关腧穴，组成灸疗处方进行施灸，可用艾炷灸、艾条灸、药物铺灸等法。

现在冬病夏治疗法在全国各地广泛开展，方法也不尽相同，一般先在腧穴针刺，出针后在穴位贴敷药物，贴敷后穴位处留有痕迹，也相当于轻度的瘢痕灸法。

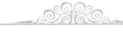

第十六节　颈部保健

颈部位于人体的脊柱上端，内有脊髓神经，上通中枢脑髓，是人体生命活动的二级中枢。它上承头颅，靠近咽喉，下接胸椎，既要负重，又要灵活转动，处于非常重要的特殊部位，故做好颈椎的养生保健具有重要的意义。

随着年龄的增长，颈椎多会发生退行性改变，或因长期伏案工作，姿势不正，感受风寒外邪等，均可导致颈椎病。病位在颈椎间盘、颈椎骨关节，常累及周围的脊髓、神经、血管、韧带、肌肉、筋膜等，产生一系列的临床症状，又称颈椎综合征。灸法对颈椎的养生保健与颈椎病的防治有很好的作用。

一、颈部的养生保健灸法

经常在颈部及相关腧穴进行灸疗，对颈椎有保健作用，并可预防颈椎病的发生。

【取穴】风池、颈夹脊、大椎、大杼穴。

【操作】

悬灸：施术者手持清艾条，将一端点燃，对准腧穴或颈部肌肉，施温和灸、雀啄灸、回旋灸。隔日1次，每穴5分钟，至少每周1次，或在颈部劳累时随时灸之。

隔姜灸：在以上腧穴或肌肉部，放置姜片与艾炷施灸，隔日1次，每穴2～3壮。

【按语】风池位于颈椎两侧，可祛风散邪，以防外邪对颈椎的损伤；颈夹脊在颈椎棘突下旁开0.5寸处，可疏通颈部经脉；大椎紧连颈椎，大杼为骨会，均对颈椎有保健作用。

二、颈椎病的防治灸法

颈椎病用灸法治疗，一可防治本病的发展与加重，二可有效治疗本病引起的各种不适。

【取穴与操作】

1. 颈椎病轻症，可用温和灸、雀啄灸、回旋灸、隔姜灸，取穴与方法同颈椎的养生保健灸法。

2. 颈椎病重症，可用药物铺灸疗法，取颈部穴区，铺撒颈痛散施灸。如兼见肩上、肩胛痛者，配肩上穴区、肩臂穴区；上肢麻木疼痛者，配曲池穴区、外关穴区、合谷穴区。

【按语】颈椎病初发或轻症，用常用灸法有一定的治疗作用；若久病或重症者，可用药物铺灸疗法，药用颈痛散，方中有祛风散寒、通经活络化瘀的中药，灸疗可渗透入内，发挥治疗作用；兼有肩与上肢症状者，为颈椎增生压迫神经所致，取颈部穴区直接作用颈椎，配肩臂穴区、上肢穴区，有局部与整体治疗作用。

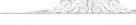

第十七节　肩部保健

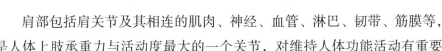

肩部包括肩关节及其相连的肌肉、神经、血管、淋巴、韧带、筋膜等，是人体上肢承重力与活动度最大的一个关节，对维持人体功能活动有重要作用，故做好肩部的养生保健是非常重要的。

随着年龄的增长，长期慢性劳损，肝肾不足，气血不足，又因感受风寒湿邪，经络阻滞，可引发肩周炎。本病多发生在 50 岁左右的人，故称"五十肩"，中医学称为"漏肩风""冻结肩"等。临床表现为肩部疼痛、怕风、怕冷，逐渐出现肩周粘连，功能活动受限，如外展、上举、内外旋不便。严重时出现"扛肩"现象，如梳头、穿衣、洗脸、叉腰等动作难以完成，或波及肘关节活动不便、手臂疼痛、麻木无力等，属中医学"颈痹"

的范畴。

一、肩部的养生保健

【取穴】风池、肩井、肩前（位于肩前腋横纹上一横指处）、肩髃、肩贞、肩髎穴。

【操作】

1. 对以上腧穴施温和灸、雀啄灸、隔姜灸，每日1次或隔日1次，至少每周1次，每穴5分钟左右。

2. 先对以上腧穴进行回旋灸，每穴5分钟左右；后从风池穴开始，艾条向下慢慢移动，经肩井、肩髃、肩前、肩贞穴止，反复灸5～10次；再对肩胛、肩周进行画圈式循回灸，每次10～20分钟。

【按语】以上腧穴均在肩部，灸疗对肩部有保健作用。

二、肩周炎的防治灸法

肩周炎用灸法治疗，一可防治本病的发展与加重，二可有效缓解本病而致的各种症状。

【取穴与操作】

肩周炎较轻者，可用温和灸、雀啄灸、回旋灸、隔姜灸，取穴与方法同肩的养生保健灸法。

肩周炎较重者，可用药物铺灸疗法，取肩上穴区、肩前穴区、肩臂穴区，铺撒肩痛散，施灸方法见药物铺灸疗法中的相关章节。如兼有上肢疼痛、麻木无力者，配曲池穴区、外关穴区。

【按语】对肩周炎初发或轻症者，常用灸法有一定的治疗作用；对久病或重症者，可用药物铺灸疗法，药用肩痛散，方中有祛风散寒、活血通经止痛的中药，灸疗时渗透入里，取肩上、肩前、肩后、肩臂穴区，覆盖整个肩部的腧穴与相连的组织，对肩周炎有良好的治疗效果。

第十八节　肘部保健

肘部包括肘关节及其相连接的肌肉、神经、血管、韧带、筋膜等，是上肢活动度较大的部位，对维持上肢的功能有重要作用，故应重视肘部的养生保健。肘关节如反复用力，长期劳累或用力过猛过久，受到牵拉刺激则可造成该部位组织的部分撕裂、出血、扭伤而形成慢性无菌性炎症，形成网球肘、肱骨上髁炎。本病主要表现为肘关节疼痛，有时向前臂内侧放射，病情较重者，可反复发作，持续性疼痛，甚至持物无力，属中医学"肘劳""伤筋"范畴。

一、肘部的养生保健灸法

经常灸肘部的腧穴，对肘部有养生保健作用，并可预防肘关节病变的发生。

【取穴】手三里、肘髎、曲池、尺泽、阿是穴。

【操作】对以上腧穴进行温和灸、雀啄灸、回旋灸、隔姜灸，每穴5分钟左右，每日1次或隔日1次，至少每周1次。

【按语】以上腧穴均在肘部，具有祛风散邪、通经活络的作用，灸疗对肘关节有保健作用。

二、网球肘的防治灸法

对本病进行灸疗，一可防治病情的发展与加重，二可有效缓解症状。

【取穴与操作】

本病初发或轻症者，可用温和灸、回旋灸、隔姜灸，取穴与方法同肘部的养生保健灸法。

本病较重者，先用上法施灸，后用药物铺灸疗法，取曲池穴区、二泽穴区，药用风湿痹痛散施灸。如兼有手臂症状者，配外关穴区、腕背穴区。

【按语】对本病初发或较轻者，常用灸法有一定的治疗作用；对久病或较重者，可用药物铺灸疗法，药用风湿痹痛散，方中有祛风散寒、活血通络止痛的中药，灸疗时可渗透入里，发挥治疗作用，取肘部的穴区，发挥灸疗与药物的双重作用。

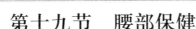

第十九节　腰部保健

腰部包括腰椎关节、椎间盘、肌肉、韧带、筋膜与组织，是人体承重力与活动度较大的部位。中医学认为"腰为肾之府"，中间为"命门"，对人体的生理功能有重要作用，故做好腰部的养生保健，具有非常重要的意义。

随着年龄的增长，腰椎会发生退行性变，肝肾不足或感受风寒湿邪，常导致腰椎间盘突出、腰椎骨质增生、腰肌劳损、慢性腰痛等病症，属中医学"腰痛、痹证、劳损"等范畴。

一、腰部的养生保健灸法

经常对腰部的腧穴进行灸疗，一可对腰部进行养生保健，并可强壮身体、抗衰老；二可预防腰部病症的发生。

【取穴】命门、腰俞、腰阳关、肾俞、委中等穴。

【操作】对以上腧穴进行温和灸、雀啄灸、回旋灸、隔姜灸，每穴5～10分钟，每日1次或隔日1次，至少每周1次。

【按语】命门、肾俞为人体的强壮穴，是养生保健之要穴；腰俞、腰阳关位于腰椎部位，对腰椎有保健作用；肾俞位于腰之两侧腰肌处，为补肾固腰之要穴；委中为膀胱经之合穴，有"腰背委中求"之说。诸穴配伍，相辅相成。

二、腰椎间盘突出的防治灸法

腰椎间盘突出症，又称"腰椎间盘纤维环破裂症"，据资料表明，有70%～80%的腰腿痛均为本病所致，其病因病机很多，常因腰部外伤、慢性劳损或感受风寒湿邪所引起，属中医学"腰痛、腰腿痛、痹证"等范畴，灸疗对本病的防治有很好的疗效。

【取穴与操作】

本病初发或较轻者，可用温和灸、雀啄灸、回旋灸、隔姜灸，每日1次，每穴5～10分钟，10次为1个疗程，休息2日后再行下一个疗程，连续灸3～5个疗程，取穴与方法同腰部的养生保健灸法。

本病较重或反复发作者，可用药物铺灸疗法，取腰脊下穴区、双侧背俞下穴区，药用腰突散。如兼有下肢痛症者，配环跳穴区、委中穴区、风市穴区、承山穴区，施灸方法参照药物铺灸疗法中的有关章节。

【按语】对本病初发或较轻者，可用常用灸法；对久病或重症者，可用药物铺灸法，药用腰突散，方中有针对病因病机的中药，灸疗时药物渗透入里，发挥治疗作用；取腰椎穴区，配下肢穴区，有整体与局部治疗作用，对本病有良效。

三、腰肌劳损的防治灸法

腰肌劳损是腰部软组织慢性损伤的总称，多发于30～45岁的人群。其病因为反复多次腰部急性扭伤，未及时治愈而转成慢性损伤；或因长期工作姿势不良，或呈特殊工作体位，形成累积性损伤变性；或因腰部感受风寒湿邪，引起腰部肌肉软组织损伤，属中医学"腰痛、劳损"等范畴。

【取穴与操作】

本病初期或不严重者，可用温和灸、雀啄灸、回旋灸、隔姜灸法，每穴5～10分钟，每日1次，取穴与灸法同腰部的养生保健灸法。

本病较重或反复发作者，可用药物铺灸疗法，取背俞下穴区、委中穴区，药用腰损散施灸，每次2～3壮，每日1次，10次为1个疗程，休息2日后再行下一个疗程，连续灸3～5个疗程。

【按语】对本病初期要及时灸疗，以防进行性加重，可用温和灸、隔姜灸等灸法；病情较重者，可用药物铺灸疗法，药用腰损散，有补肾壮腰、通络止痛之功；取腰肌部位的背俞下穴区，有近治作用，委中穴区在膀胱经，直通腰部，有远治作用。

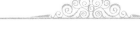

第二十节　膝部保健

膝部包括膝关节及其相关联的侧副韧带、膝交叉韧带、半月板、神经、血管、滑膜、筋膜等组织，为人体下肢承重力与活动度较大的部位，故做好膝部的养生保健非常重要。

随着年龄的增长，膝关节长期磨损，膝关节会发生退行性变，导致骨质增生、退行性膝关节病，本病多发生在中老年人；当遇到强大外力时，膝关节的韧带可发生拉伤、撕裂等损伤；若遇外力与磨损性外力的影响，可发生半月板损伤，本病多发生于运动员、矿工、搬运工等，属中医学"膝痹、伤筋"等范畴。

一、膝部的养生保健灸法

经常对膝部的腧穴进行灸疗，一可对膝部进行养生保健，二可防治膝关节病症。

【取穴】鹤顶、血海、犊鼻、阳陵泉、膝阳关、膝关、委中、阿是穴。

【操作】

1. 对以上腧穴进行温和灸、雀啄灸、隔姜灸，每穴 5 分钟，隔姜灸每穴 2～3 壮，每日 1 次或隔日 1 次，至少每周 1 次。

2. 先对以上腧穴进行回旋灸，每穴 2 分钟，然后对整个膝部进行移动式的循回灸，即施术者手持艾条，将一端点燃，距皮肤 2～3cm，对准施灸部位，从上至下，从外到内，从前到后，覆盖整个膝部与腧穴，每次约 20 分钟，每日 1 次或隔日 1 次，至少每周 1 次。

【按语】以上腧穴均在膝部上下、内外、前后，灸之有温通经脉、祛风散寒利湿的作用；膝部的回旋灸与循回灸，覆盖了膝部的关节、韧带、肌肉、筋膜与腧穴，对膝部有很好的保健作用。

二、膝关节病的防治灸法

膝关节病包括膝关节退行性病变、膝部韧带损伤、半月板损伤等。灸疗一可防治病情的加重与反复发作，二可有效缓解症状。

【取穴与操作】

膝部病变初发或较轻者，可用温和灸、雀啄灸、隔姜灸、回旋灸、循回灸等，取穴与方法见膝部的养生保健灸法。

膝部病情较重者，可用药物铺灸疗法，取膝外穴区、膝前穴区、膝内穴区、膝后穴区，药用风湿痹通散或骨质增生散，施灸方法参照药物铺灸疗法的有关章节。

【按语】膝关节病症，一般的灸法有一定的治疗作用。但对于久病与重症者，则需用药物铺灸疗法。本法辨证用药，风湿痹通散针对风寒湿痹而致的膝部病变，骨质增生散则用于膝关节的退行性病变与骨质增生而致的膝关节病。方中有祛风除湿、活血通络、补肝肾、强筋骨的中药，在灸疗时药物渗透入里而发挥作用。铺灸穴区中的膝外、膝前、膝内、膝后穴区，覆盖了膝部内外前后的腧穴与损伤组织，对整个膝部发挥治疗功效。本法灸药结合，产生双重治疗作用。

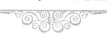

第二十一节　儿童保健

儿童的生理特点与成人有着明显的差异，不但机体各组织器官的形态将随着年龄的增长而不断变化，且机体各组织器官的功能也都未发育完善。中医学认为，儿童"脏腑娇嫩，形气未充"。根据这些特点，儿童的养生保健灸法应从以下几个方面着手：一是儿童正值发育期，生机蓬勃，发育迅速,为"纯阳之体",要护好阳气,顾护阴精,以防发育迟缓;二是儿童"肝常有余,脾常不足",一旦饮食生冷或乳食不节,脾胃功能易发生紊乱,从而导致运化失常;三是儿童卫外功能不强,易受外来邪气侵袭,从而导致呼吸系统疾病,应用灸疗可加强小儿体质,增强脾胃功能,从而减少疾病的发生,以达养生保健与防病治病之目的。

一、增加体质、促进生长发育的保健灸法

【取穴】关元、肾俞、命门、百会、身柱穴。

【操作】对以上腧穴施温和灸,每周2次,每穴2分钟。

【按语】关元、命门温补元阳;肾俞补益肾气、肾精,可增强小儿的体质,促进生长发育;百会可健脑益髓;身柱可壮督,对全身发育有益。

二、增强免疫、预防外感的保健灸法

【取穴】肺俞、关元、风门、大椎穴。

【操作】对以上腧穴施温和灸和隔姜灸,每周2次,每穴2分钟。

【按语】肺俞补益肺气,可顾护卫气;关元补益元气,增强免疫力;风门、大椎可预防外邪侵入,预防小儿外感,适应于易感冒的患儿。

三、加强脾胃功能的保健灸法

【取穴】脾俞、胃俞、中脘、天枢、足三里穴。

【操作】对脾俞、胃俞施温和灸,每穴2分钟;对中脘、天枢、足三里施隔姜灸,每穴1～2壮。

【按语】脾俞、胃俞可补益脾胃;中脘、天枢、足三里可调整肠胃功能。诸穴合用,可加强脾胃功能,预防胃肠疾病,尤其适宜于脾胃功能较弱者。

四、预防呼吸道疾病的保健灸法

【取穴】肺俞、中府、膻中、风门、曲池、合谷穴。

【操作】对肺俞、中府、膻中施温和灸,风门、曲池、合谷施雀啄灸。

每穴 2 分钟，每周 2 次，以春、秋季为主。

【按语】小儿最易患呼吸道疾病，春、秋季为多发季节，对以上腧穴进行施灸，可防治呼吸道疾病。

五、小儿腹泻的防治灸法

小儿腹泻又称消化不良症，是以腹泻为主要症状的肠道疾病。临床有轻重之分，轻者，大便稀溏，呈蛋清样，伴食物残渣，每日数次，一般无全身症状；重者，泄泻每日 10 次或更多，大便呈黄绿色，水液量多，或伴有腹胀腹痛、恶心呕吐，久之则精神萎靡、面色苍白、嗜睡、皮肤干燥、体重下降等。

【取穴与操作】

本病轻症者，取脾俞、胃俞、中脘、天枢、关元、神阙、足三里、三阴交穴。脾俞、胃俞、足三里、三阴交施温和灸法，中脘、天枢、关元、神阙施隔姜灸法。温和灸每穴 2 ～ 5 分钟，隔姜灸每穴 2 壮，每日 1 次。

久泻或病情较重者，可用药物铺灸疗法，药用止泻散，取中脘穴区、神阙穴区、关元穴区、胃肠穴区，施灸方法参照药物铺灸疗法中的有关章节。

【按语】小儿腹泻为常见病，对轻症者用温和灸、隔姜灸即可见效；对重者，可用药物铺灸疗法，止泻散中有健脾益胃、化湿止泻的中药，可发挥灸疗与药物的双重作用，对防治本病有良效。如泄泻出现脱水、发热等症者，则需配合其他疗法。

六、小儿遗尿的防治灸法

小儿遗尿俗称"尿床"，因其多发生于夜间，又称"夜尿症"，是指年龄在 3 周岁以上的儿童在夜间睡眠时不自觉排尿而言。中医认为，本病的病因病机为气虚，多因肾气不固，下元虚寒所致；或因肺气不足，上虚不能治下；或脾虚水湿不化，膀胱约束失司而致。

【取穴与操作】

本病轻症者，取肾俞、命门、膀胱俞、关元、气海、曲骨、三阴交穴，施以温和灸、隔姜灸、隔盐灸。温和灸，每穴 3 ～ 5 分钟；隔盐灸、隔姜灸，每穴 2 ～ 3 壮，每日 1 次，7 次为 1 个疗程，连续灸 3 ～ 5 个疗程。

本病较重者，可用药物铺灸疗法，药用遗尿散，取背俞下穴区、关元穴区、三阴交穴区，施灸方法参照药物铺灸中的有关章节。

【按语】所选腧穴与穴区，以及遗尿散中的药物，均有补益脾肾、固元止遗之功，且灸药结合，对防治本病有良效。

第二十二节　青壮年保健

人在青壮年时期正是机体发育成熟、气血旺盛、精力充沛的阶段，但在现实生活中，一些人因工作累、思虑过度、不知调养，也可造成脏腑功能失调而导致疾病的发生，或过早衰老，出现疲倦乏力、记忆力下降、头发早白、面容憔悴等，故青壮年也需要养生保健，可应用灸法进行调治。

一、缓解疲劳的保健灸法

青壮年最容易出现疲劳综合征，常因过度消耗脑力和体力，起居无常，饮食不节而致，表现为疲倦无力、头晕眼花、记忆力下降、工作能力降低、少气懒言等。

【取穴】脾俞、肾俞、胃俞、足三里、三阴交、百会穴。

【操作】对以上腧穴进行温和灸，每穴 3 ～ 5 分钟，每日 1 次；也可用药物铺灸疗法，药用养生保健散，取百会穴区、背俞穴区、胃肠穴区、三阴交穴区，施灸方法参照药物铺灸疗法中的有关章节。

【按语】中医学认为，脾主肌肉、四肢。若过度劳累，思虑伤脾，或过劳伤肾，可致疾病发生。灸疗以补益脾肾为主，佐以益智健脑。

二、减轻压力的保健灸法

现代人生活压力大，工作过度紧张，常出现情绪紧张、焦虑不安、记忆力下降，甚至失眠多梦，久之可导致疾病的发生。

【取穴】心俞、肝俞、百会、三阴交、太冲穴。

【操作】对以上腧穴进行温和灸，每穴 2 ～ 5 分钟，每日 1 次。也可用药物铺灸疗法，药用养生保健散，取百会穴区、背俞上穴区、三阴交穴区。

【按语】心俞可养心安神，缓解压力；肝俞、太冲可疏肝解郁，缓解紧张情绪；百会可健脑益智，安神定志。诸穴合用，可养心、疏肝、健脑，对压力过大而致的各种症状有很好的调治作用。

第二十三节　中老年保健

人到了中年，脏腑功能开始衰退，有衰老的迹象出现；到了老年，脏腑功能逐渐减退，走向衰老。所以在中年和老年的临界期，做好养生保健是不可忽视的，人进入老年后，除出现自然衰老的现象外，机体抗御外邪的能力也明显减弱，如不及时调理，会发生各种病症。故中老年时期，要做到无病早防，有病早治，这样才能减缓衰老，延年益寿。

一、防脏腑功能衰老的保健灸法

人体以脏腑为中心，脏腑功能正常，是保持人体正常生命活动的保证。人到了中老年，脏腑功能减退，故中老年的养生保健，首先从脏腑调养做起，灸法可提高脏腑的生理功能，并可防脏腑功能衰退。

【取穴】肺俞、心俞、肝俞、脾俞、胃俞、胆俞、肾俞、大肠俞、小肠俞、膀胱俞穴。

【操作】

1. 经常对以上腧穴施以温和灸、雀啄灸、回旋灸，每穴 2 ～ 3 分钟，3 日 1 次或每周 1 次，隔姜灸每穴 2 ～ 3 壮。

2. 取肺俞至大肠俞组成一个穴区，铺撒养生保健散，铺置长形姜饼和艾炷，每次 2 ～ 3 壮，3 日 1 次或每周 1 次。施灸方法参照药物铺灸疗法中的有关章节。

【按语】经常灸疗脏腑的背俞穴，可调理各脏腑的功能，减缓脏腑功能衰退；药物铺灸疗法中的穴区覆盖了所有脏腑的俞穴，养生保健散中含有补益各脏腑的中药，脏腑同调，灸药结合，其效更显。

二、强壮益寿灸法

人到了中年，人体各种机能开始衰退；到老年各种机能明显衰退，呈现一系列衰老现象，灸疗有抗衰老的作用，被历代医学所推崇。其方法有多种，如足三里瘢痕灸法、神阙隔物灸法、关元与命门相对穴灸法、配穴灸法等。具体方法参照养生保健灸法中的强壮益寿灸法。

三、防五官早衰的保健灸法

人体的早衰表现在各方面，五官的早衰则很突出。如眼早衰者，则视物不清、两目昏花等；耳早衰者，则听力下降或耳鸣耳聋等；鼻早衰者，则嗅觉不灵或生鼻病；口早衰者，则口唇不华、口淡无味等。灸疗对五官有保健作用，可防五官早衰。

1. 聪耳明目保健灸法

其法有循经灸法、回旋灸法、配穴灸法、药物铺灸疗法等，具体灸法可参照养生保健灸法中的聪耳明目灸法。

2. 鼻的保健灸法

【取穴与操作】

（1）取肺俞、迎香、鼻根（迎香穴与睛明穴之间的中点，沿鼻根部）、印堂、列缺、合谷穴。对以上腧穴施以温和灸、雀啄灸，每穴 2～5 分钟，隔日 1 次，至少每周 1 次。

（2）循回灸：施术者手持艾条，将一端点燃，距皮肤 2～3cm，从一侧的迎香穴开始，沿鼻根向上慢慢移动，经鼻根穴、睛明穴至印堂穴，再从印堂穴向下，经另一侧的鼻根穴、迎香穴、人中穴至对侧的迎香穴止，为一个循回灸疗圈。每圈灸 10 分钟，往返循回 3 次。

（3）对鼻炎者，可用药物铺灸疗法，药用苍耳鼻炎散，取前额穴区、鼻部穴区，施灸方法参照药物铺灸疗法中的有关章节。

【按语】中医认为，鼻为肺窍，"肺开窍于鼻"，故鼻的养生保健从肺入手。肺俞为肺之背俞穴，迎香、鼻根、印堂均在鼻部周围，列缺为肺之络穴，合谷通于头面部，诸穴合用，对鼻有保健作用，并可防治鼻病。循回灸覆盖了鼻部的腧穴与鼻周部位，药物铺灸疗法中的苍耳鼻炎散，对鼻的保健与鼻病的防治有良好作用。

3. 口唇的保健灸法

【取穴与操作】

（1）脾俞、胃俞、地仓、口禾髎、人中、承浆、三阴交、合谷穴。对以上腧穴进行温和灸、雀啄灸，每穴2分钟，每日1次。

（2）循回灸：施术者手持艾条，将一端点燃，距皮肤2～3cm，从一侧的地仓穴开始，慢慢向下移动，经承浆至对侧的地仓穴，再向上、向前移动，经口禾髎、人中至开始灸的地仓穴为一圈，约10分钟左右，往返循回灸3～5圈。隔日1次或1周1次。

【按语】中医认为，脾开窍于口，脾主肌肉，故口唇的养生保健从脾入手。脾俞、胃俞分别为脾、胃之背俞穴，可补益脾胃，对口唇有滋养作用；地仓、承浆、口禾髎、人中穴，均在口唇的周围，常用于口唇的保健与口唇病症的防治。

4. 益智健脑保健灸法

人到了中老年，记忆力开始减退，思维反应迟钝，属于脑髓空虚、失其所养的表现。严重者可发生脑萎缩、老年性痴呆、震颤等病，故中老年时期应重视脑的养生保健。灸疗可补益脑髓、益智健脑，其法参照养生保健灸法中的益智健脑灸法。

5. 防病养生保健灸法

人到了中老年，脏腑功能开始衰退，正气不足，机体抵抗力下降，可导致多种疾病的发生。故在中老年时期应重视养生保健，做到无病早防，有病早治。灸疗有辅助正气、增强机体抵抗力的作用，可达防病治病之目的，具体方法可参照养生保健灸法中的防病养生保健灸法。

6. 防白发、脱发的保健灸法

人到中年，头发会出现白发，也会脱落并逐渐稀少；人到老年，头发花白而稀少。这都是由于肾精不足、气血失养所致，但过早出现白发和脱发，是人体早衰的表现。灸疗有乌发作用，且有美发效果，亦可防脱发和白发的发生。

【取穴与操作】

（1）取百会、四神聪、神庭、头维、心俞、肾俞、血海、三阴交，经常对以上腧穴进行温和灸、雀啄灸、隔姜灸，每穴 3～5 分钟，隔姜灸每穴 2～3 壮，3 日 1 次或每周 1 次。

（2）头部回旋灸：在头部出现白发、脱发的部位，选用新鲜姜片反复擦拭头皮、发根，待局部有发热感时，用点燃的艾条在患处做回旋灸，每穴 5 分钟左右，亦可对头部的重点腧穴进行回旋灸，如头维、神庭、百会、率谷等。

（3）药物铺灸：取百会穴区、背俞下穴区，药用生发防脱散，施药物铺灸疗法，方法参照药物铺灸法中的相关章节。

【按语】中医学认为，肾主藏精，其华在发，发为血之余，故脱发、白发的养生保健主要从肾与血的调治入手。肾俞可补益肾精；心俞、血海、三阴交可补益气血；头部的百会、四神聪、神庭、头维，均在头部，可疏通头部经络，布散营养物质。头部回旋灸，用生姜擦拭头部，可促进血液循环，配以头部腧穴，有生发、防脱之效。药物铺灸疗法，取具有补肾养血作用的腧穴与药物，灸药结合，其效更佳。

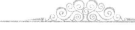

第二十四节　女性保健

女性有独特的生理特性，在外表上与男性不同，如胡须较少、喉结较小、乳房较大等；在解剖结构上有子宫、卵巢、输卵管、阴道等；其生理功能主要有月经、孕育、哺乳等。由于其生理特性的不同，脏腑、气血、经络等生理功能也与男性不同。同时，女性有特殊的生理时期，如月经期、妊娠期、哺乳期、绝经期等，故在以上期间，女性的脏腑、阴阳、气血等会发生一系列的变化。故对于女性来说，无论是养生保健，还是妇科疾病的防治都是不同的，在灸疗的养生保健中，应根据女性的生理与病理特点施灸，才能收到效果。

一、子宫的养生保健灸法

子宫，中医称为女子胞、胞宫，是女子的生殖器官，位于骨盆内，属奇恒之府，其主要生理功能为主月经和孕育胎儿。

【取穴与操作】

1. 取肾俞、关元、中极、曲骨、子宫、三阴交、太溪、太冲穴。经常对以上腧穴进行温和灸、隔姜灸，每穴 2 ~ 5 分钟，隔姜灸每穴 2 ~ 3 壮，隔日 1 次或每周 1 次。

2. 药物铺灸法：取关元穴区、带脉穴区、腹股穴区、三阴交穴区，药用养宫散，每个穴区灸 2 ~ 3 壮，隔日 1 次或每周 1 次。施灸方法参照药物铺灸疗法中的有关章节。本法对子宫有保养作用，并对子宫疾病有防治作用。如子宫脱垂者，配百会穴区，药用升阳举陷散；盆腔炎者，配阴陵泉穴区，药用盆腔炎散；月经不调、痛经者，配血海穴区，药用调经止痛散；不孕者，配背俞下穴区、腰脊穴区，药用养宫散。

【按语】中医学认为，胞宫与肝、脾、肾的功能密切相关。因为月经的来潮、胎儿的孕育，要赖于血的滋养，而肝能藏血，脾能生血与统血，肾精能化精血；再者，肝的疏泄，脾的运化，肾气与肾阳的温阳、推动作用，维持了子宫的生理功能。冲任二脉起于胞中，气血充足时，月经能按时正常来潮，同时具有生殖与发育胞胎的作用。故子宫的养生保健与子宫疾病的防治，主要从肝、脾、肾与冲任着手。

肾俞有补益肾气、填精温阳的作用；关元、中极、曲骨穴为任脉之腧穴，通于任脉；子宫穴为保养子宫和防治子宫疾病之要穴；三阴交为肝、脾、肾经之交会穴；太溪、太冲可补肾疏肝。诸穴合用，可调理肝、脾、肾与冲任，对子宫有保养作用。药物铺灸疗法中的穴区与养宫散，对子宫的保养与子宫疾病的防治起综合作用，灸药结合，其效更佳。

二、卵巢的养生保健灸法

人到中年，卵巢开始衰退；到了老年，卵巢出现萎缩，妇女的各种机能衰退，出现月经紊乱、面容衰老等。此时期应做好卵巢的养生保健，灸疗对其有很好的作用。

【取穴与操作】

1. 取肾俞、命门、卵巢穴、地机、三阴交、太溪。经常对上述腧穴进行温和灸、隔姜灸，每穴 2 ～ 5 分钟，隔姜灸每穴 2 ～ 3 壮，隔日 1 次或每周 1 次。

2. 药物铺灸疗法取穴同上，在腧穴部位铺撒养宫散，然后放置姜饼与艾炷，施灸方法参照药物铺灸疗法中的配穴灸法。该法亦可防治卵巢病症，如卵巢囊肿、输卵管不通、排卵障碍等。

【按语】"卵巢"，在中医学中并无此名，但属于胞宫的附件部分，与妇女的内分泌有关，与中医学中"天癸"有相似的功能。本法中所取的肾俞、命门、关元、太溪穴，可补益肾气与元阴元阳；卵巢穴为经外奇穴，是保养卵巢、防治卵巢病症之要穴；地机、三阴交穴，可调理肝、脾、肾的功能，与诸穴相配，相辅相成，共奏保养与防治之效。

三、更年期的养生保健灸法

《黄帝内经》曰："女子七岁，肾气盛，齿更发长；二七而天癸至，任脉通，太冲脉盛，月事以时下，故有子；三七肾气平均，故真牙生而长极；四七筋骨坚，发长极，身体盛壮；五七阳明脉衰，面始焦，发始堕；六七三阳脉衰于上，面皆焦，发始白；七七任脉虚，太冲脉衰少，天癸竭，地道不通，故形坏而无子也。"说明女性到了 49 岁前后就进入了更年期，是由于"天癸"物质衰竭，冲任二脉虚衰所致。现代医学认为，雌性激素减少，内分泌失调，可导致更年期综合征，出现心悸、心烦、汗出，或头晕、失眠等症状。

【取穴与操作】

1. 在更年期，取关元、中极、肾俞、命门、三阴交、太溪、太冲穴，经常对以上腧穴进行温和灸，每穴 2～5 分钟，隔日 1 次，至少每周 1 次。

2. 出现更年期症状时，取心俞、肝俞、肾俞、关元、内关、神门、三阴交、太冲穴，施以温和灸、隔姜灸。温和灸每穴 2～5 分钟，每日 1 次；隔姜灸每穴 2～3 壮。连续施灸，至症状完全消失。

3. 对更年期症状较重者，可用药物铺灸疗法，取关元穴区、背俞下穴区、内关穴区、神门穴区、三阴交穴区，药用益肾安神散。施灸方法参照药物铺灸疗法中的有关章节。

【按语】更年期，一是阴阳失调，取肾俞、命门，可补益肾阴、温肾阳；二是冲任失调，取关元、中极，以调冲任；三是肝、脾、肾功能失调，取三阴交、太溪、太冲，可补肾、健脾、疏肝。更年期综合征，除阴阳与冲任失调外，兼有心神不安，取心俞、内关、神门，以养心安神；兼有肝郁不舒、肝阳上亢之症，取肝俞、太冲，以疏肝解郁、平肝潜阳。药物铺灸疗法，取关元穴区、背俞下穴区、内关穴区、神门穴区、三阴交穴区，可补益肝脾肾，调理冲任，养心安神，与益肾安神散同用，其效更佳。

四、调经养生保健灸法

月经是妇女特有的生理现象，一般每月一次，量适中，色红，经期为 3～5 天，无血块与腹痛等症为正常。月经不调是指月经周期或经量出现异常，以月经周期改变或异常为主的有月经先期、月经后期、月经先后无定期、经期延长等；以经量改变为主的有月经过多、月经过少，甚则闭经。月经不调的病因病机有很多，临证时要辨证论治，方能奏效。

1. 经期保健灸法

【取穴】肾俞、血海、三阴交穴。

【操作】在月经期，对以上腧穴进行温和灸，每穴 2～5 分钟，每日 1 次；在月经间歇期，常对以上腧穴进行隔姜灸，每穴 2～3 壮，每周 1～2 次。

【按语】妇女在月经期，气血相对虚弱，灸疗以上腧穴可调理冲任，补益气血；间歇期灸疗，可未病先防。

2.月经不调的防治灸法

【取穴与操作】关元、中极、归来、血海、三阴交、太冲穴。根据辨证，血虚者，配心俞、足三里；血瘀者，配膈俞、地机；血热者，配大椎、曲池、委中；气虚者，配脾俞、气海；肾虚者，配肾俞、太溪；阳虚者，配命门；肝郁者，配肝俞、期门穴。对以上腧穴可选用温和灸、雀啄灸、回旋灸、隔姜灸、药物铺灸（药用调经止痛散为主，随证加减），施灸方法参照有关章节进行。

【按语】所选腧穴有调理冲任与经血的作用，可防治月经不调，但月经不调的病因病机不同，一定要根据辨证，因证配穴而施灸，才能达到满意效果。另外，各种妇科病症均可引起月经不调，如盆腔炎、附件炎、子宫功能性出血、子宫肌瘤等，故要查明病因，才能正确施治。

3.调经养颜祛斑灸法

妇女以气血为主，月经不调可致面容不华、容颜衰老、面部色斑等。灸法有良好的美容祛斑效果。一是在无病时，常取头面部的头维、四白、太阳、迎香、地仓、颊车等穴，配关元、气海、足三里、三阴交等穴进行灸疗，可调经、养颜、祛斑，具体方法可参照养生保健灸法中的养颜灸法；二是在发生月经不调时，要及时调理与防治，月经正常了，自然可起到美容祛斑的效果。

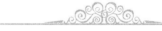

第二十五节　男性保健

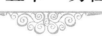

男性在生理解剖方面与女性有不同之处，在病理上也有区别。因男性肝气较旺，性格刚强，易怒烦躁，又好食酒肉，均易伤肝，肝肾同源，久之则易致肝肾亏虚；男性常因房事过度，耗伤肾精与肾气，久之则引起性功能低下，甚则阳痿、早泄，易患前列腺病症。

一、男性的养生保健灸法

【取穴】肝俞、肾俞、关元、命门、太溪、太冲穴。

【操作】对肝俞、太冲进行温和灸、雀啄灸，每穴 3 ～ 5 分钟，隔日 1 次或每周 1 次；对肾俞、关元、命门、太溪进行隔姜灸，每穴 2 ～ 3 壮，隔日 1 次或每周 1 次。

【按语】灸肝俞、太冲，可养肝平肝，以防肝太过而伤肾；灸肾俞、关元、命门、太溪，可补肾养肾，滋补肾精，温补肾阳，以达养生保健之目的。

二、阳痿、早泄的防治灸法

【取穴与操作】

病情较轻者，取肾俞、命门、关元、太溪，经常进行施灸，可预防本病的发生，对本病有一定的治疗作用。

病情较重者，可用药物铺灸疗法，取关元穴区、腰背穴区、背俞下穴区、三阴交穴区，药用补肾起痿散，每穴区 2 ～ 3 壮，每日 1 次。施灸方法参照药物铺灸疗法中的有关章节。

【按语】阳痿者，阳虚而痿，故取肾俞、命门、关元，以温补肾阳；阳痿在古书中又称"阴萎"，阴茎痿弱不举，阳需得阴助，故在温阳的同时，又取肾俞、太溪，以滋肾补阴，阴阳双补，为治本之法。药物铺灸疗法中，取以上穴区，配补肾起痿的中药，灸药结合，其效更佳。

三、慢性前列腺炎的防治灸法

本病为成年男性泌尿生殖系统的常见病，多发于青壮年。据有关资料显示，男性的患病率高达 9% ～ 14%，常因细菌侵入尿道后，经前列腺管而入腺体引发炎症；另因性生活过于频繁、过度节制或性交中断、慢性便秘等，都可引起前列腺慢性充血，从而导致慢性炎症的发生。临床常见少腹和会阴部坠痛、腰部酸痛、尿频、尿痛、尿不尽、尿血、滴尿、尿道口有分泌物等，部分病人有性欲低下、遗精早泄，甚则阳痿等症。

【取穴与操作】

1. 取关元、中极、曲骨、三阴交、阴陵泉、三阴穴、太溪、太冲。对以上腧穴进行温和灸、隔姜灸，每穴 2～5 分钟或每穴 2～3 壮，每日 1 次，对前列腺有保健作用，并可防治前列腺疾病。

2. 药物铺灸疗法：取关元穴区、腹股穴区、三阴交穴区，药用前列通散，每穴区 2～3 壮，每日 1 次，10 次为 1 个疗程。休息 1～2 日后再行下一个疗程，连续灸 3～5 个疗程。方法参照药物铺灸疗法中的有关章节。

【按语】 关元、中极、曲骨穴为任脉之要穴，可通前列腺，对前列腺有保健作用；三阴穴位于腹股沟和会阴部位，可通经活络、活血化瘀，促进局部血液循环，消除炎性病症；阴陵泉、三阴交可调理肝、脾、肾的功能，清除下焦之病邪；太溪、太冲可调理肝肾，标本兼治。药物铺灸疗法中的穴区与前列通散，对治疗本病均有良好的作用，灸药结合，其效更佳。